親と子の健やかな育ちに寄り添う

乳幼児の口と歯の健診ガイド

第3版

公益社団法人
日本小児歯科学会 編

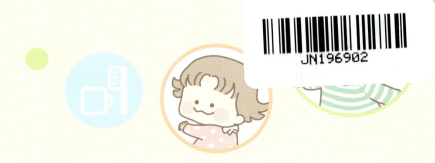

医歯薬出版株式会社

This book is originally published in Japanese
under the title of :

OYATOKO-NO SUKOYAKANA SODACHI-NI YORISOU
NYUYOJI-NO KUCHI-TO HA-NO KENSHIN GAIDO

(A Guide to Oral Health Check-ups for Infants
— Helping the Parent for Healthy Growth of the Child)

Editor :

The Japanese Society of Pediatric Dentistry

© 2005 1st ed.
© 2019 3rd ed.

ISHIYAKU PUBLISHERS, INC.

7–10, Honkomagome 1 chome, Bunkyo–ku,
Tokyo 113–8612, Japan

はじめに

　歯科健診は疾患の前兆となるさまざまな症状を早期に発見し，医療機関への受診に結びつけるためのスクリーニング，そして，疾患のリスクが高い小児に対して的確な指導を行うことにより，疾患の発症や重症化を未然に防ぐことを目的としています．近年，小児における齲蝕有病率や1人平均齲歯数の低下が示すように，幼児期から学齢期において齲蝕の総数は減少しています．その一方で，口腔崩壊を示す重症な齲蝕を有する小児も依然として見受けられる現状があり，また，核家族化を背景として子どもの保護者の健康に関する情報源は，必然的にインターネットに依存するようになってきています．保護者の誤った知識や誤解に対しては，医療関係者が早期に適切な指導を行うことで，子どもの健康への影響を防がなくてはなりません．そのためには，われわれ歯科医療関係者は社会の状況を把握し，つねに新しい知識を身につけながら，国民のニーズに応える義務があります．

　わが国の合計特殊出生率は，2017年に1.43と過去最低の数値を記録し，人口の減少と高齢化が進行しています．介護保険の対象となる高齢者への喫緊の課題としての地域包括ケアシステムの構築や運用と同様，将来の保健と福祉の担い手である子どもたちの健康を守るために，地域における子育て支援についても議論されるべきです．

　このような背景をもとに，2018年4月には新病名「口腔機能発達不全症」が保険収載され，歯科における指導や管理が公的医療保険の対象となりました．また，2018年12月には「成育医療等基本法」が成立し，妊娠期からの切れ目のない母子保健や福祉に関する施策間の連携の強化が期待されます．さらに，2019年3月には，乳幼児期の栄養や摂食機能の育成に重要な「授乳・離乳の支援ガイド」が10年ぶりに改訂されました．

　今回，このような小児期の口腔機能の獲得に関する視点や母子保健に関する環境の変化を反映させる形で本書の改訂作業を進めました．健診に際して，歯科医療関係者を含めた保育・教育などの小児保健に関わる方々には，齲蝕に代表される器質的な疾病への対応のみならず，口腔の機能的な発達支援の役割を果たすべく，本書を有効に活用していただくことを願っています．

公益社団法人日本小児歯科学会　第27期理事長

木本茂成

contents

はじめに 3

1章 乳幼児の口腔保健に対する考え方 11

1 母子保健の流れと乳幼児健診のあり方　木本茂成 12
2 健診に来る保護者像とは？　朝田芳信 14
3 乳幼児期における口の健康の意義　星野倫範 16
4 いま，乳幼児歯科健診に求められるもの　森川和政 18
5 関連他職種との連携　福田敦史・齊藤正人 20

2章 乳幼児の口腔健康診査のポイント 23

健診時の心がまえ　早川　龍 24
母子健康手帳の使い方　大須賀直人 25
母子健康手帳の見方・書き方　大須賀直人 26
口腔の模式図・乳歯列の模式図 28
乳歯の萌出時期の図・乳歯の萌出時期 29

1 乳児の口腔健康診査 30
2 1歳6か月児の口腔健康診査 34
3 3歳児の口腔健康診査 38
4 4〜5歳児の口腔健康診査 42
　　藤原　卓, 八若保孝, 森川和政, 星野倫範, 仲野道代, 有田憲司, 新谷誠康

3章 妊婦の口腔健康診査のポイント　藤岡万里 49

4章 特別な支援を必要とする子どもたち 55

1 障害児・有病児への対応
　①健診における障害児・有病児の捉え方　弘中祥司 56
　②障害児の歯科的特徴　福田　理 59
　③有病児の歯科的特徴　白川哲夫 61

2 障害児・有病児の口腔保健
　①障害児の口腔保健　弘中祥司 63
　②有病児の口腔保健　小方清和 67
　③在宅で生活する医療的ケア児の口腔保健　田村文誉 70

5章 歯の外傷 75

1 歯の外傷の診査・診断　牧　憲司 76
2 外傷の処置と経過, 受傷後の注意点　宮新美智世 79

6章 相談・保健指導のQ&A −こんな質問にこんな答え方− ……… 85

食べること

1 授乳・離乳食・卒乳　田村文誉　　　　　　　　　　　　86

Q1 赤ちゃんに母乳を与える間隔はどのくらいがよいのでしょうか? …………… 86

Q2 寝つきが悪く, 夜泣きをするため, 添い寝をして母乳を与えています. やめるべきでしょうか? … 87

Q3 人工乳首で授乳すると, 噛む力が弱くなったり, 十分に発達しないと聞き, 心配です. ……… 87

Q4 離乳食をスプーンで食べさせるとき, スプーンを口の中まで入れないようにと指導を受けました.
どうしてですか? ……………………………………………………………………… 88

Q4 離乳食中期(モグモグ期)にスプーンで離乳食を与えていますが, こぼしたり吐き出したりして
思いどおりに進みません. どのような注意が必要でしょうか? …………………………… 88

Q5 1歳6か月を過ぎたのですが卒乳できません. 卒乳させる必要はあるのでしょうか? ……… 89

解説:授乳・離乳食・卒乳についての考え方 …………………………………………… 90

2 食事・間食など　井上美津子　　　　　　　　　　　　93

Q1 1歳児におやつは必要でしょうか? ……………………………………………… 93

Q2 1歳6か月児です. 野菜が嫌いなので野菜ジュースを飲ませています. むし歯になりませんか? … 93

Q3 2歳児ですが, 寝る前に何か食べたがります. 食べた後そのまま寝てしまうこともあるので,
むし歯になりそうで心配です. …………………………………………………………… 94

Q4 3歳児です. ジュースや甘いお菓子を食べる習慣がついてしまいました.
どのようにしたらよいでしょうか? ……………………………………………………… 94

Q5 4歳児ですが, 朝食を摂らないことが多いので心配しています.
毎日, 朝食を摂らせるにはどうしたらよいでしょうか? ……………………………………… 95

Q6 食事の量が少なめなので気になっています. しっかりと食べさせるにはどうしたらよいでしょうか? … 95

Q7 歯をじょうぶにする食べものはありますか? …………………………………………… 96

Q8 卵アレルギー, 牛乳アレルギーといわれました. 歯や骨をじょうぶにしたいのですが,
何を食べさせたらよいですか? …………………………………………………………… 96

解説:食事・間食についての考え方 …………………………………………………… 97

予防

1 日常生活とむし歯予防　早川　龍　　　　　　　　　　99

Q1 むし歯予防で大切なことは何ですか? …………………………………………… 99

Q2 子どもが好きなものばかり食べるので困っています. ……………………………… 99

解説:齲蝕予防についての考え方 ……………………………………………………… 100

2 歯磨き・フロス　香西克之　　　　　　　　　　　　101

Q1 歯磨きはいつから, どのような道具で始めたらよいのでしょうか? ……………… 101

Q2 1歳0か月児ですが, 歯磨きは一人でさせてよいのでしょうか? ………………… 101

Q3 1歳6か月の子どもが歯磨きをしようとすると暴れて嫌がります. どうしたらよいでしょうか? … 102

Q4 歯磨きをしている最中にけがをすることがあると聞きました. どういうことでしょうか? … 102

Q5 3歳児です. 仕上げ磨きはいつごろまで行ったほうがよいのでしょうか? ………… 103

Q6 3歳6か月児です. どうしたら歯磨きの習慣がつくのでしょうか? ……………… 103

Q7 歯と歯の間の清掃について教えてください. …………………………………… 103

Q8 歯磨剤を間違ってのんでしまいました. 大丈夫ですか? ………………………… 105

解説:歯ブラシの選び方と歯磨剤の使用について ……………………………………… 106

contents

3 フッ化物の応用 浜野美幸 **109**

Q1 フッ化物を使うとむし歯にならないのでしょうか? ……… 109

Q2 フッ化物を応用する方法には,どのようなものがありますか? ……… 109

Q3 フッ化物歯面塗布は,何歳から行うとよいですか? ……… 110

Q4 家庭でフッ化物を使うことは可能ですか? ……… 110

解説:フッ化物応用についての基本的な考え方 ……… 112

歯の病気

1 むし歯・酸蝕症 清水武彦 **116**

Q1 親子の間でむし歯菌がうつると聞いたのですが,どのようなことに気をつければよいですか? ……… 116

Q2 2歳の子どもの口の中全体にむし歯があるといわれました.ジュース類が好きなので,
毎日飲ませていますが,歯磨きを頑張ればむし歯の進行は止まるでしょうか? ……… 116

Q3 子どもが「酸蝕症」といわれました.むし歯とは違うのですか? ……… 117

Q4 4歳の子どもの奥歯がむし歯で抜歯が必要といわれました.抜歯したあとの歯は抜けたままですか? ……… 117

Q5 乳歯がむし歯になりました.生えかわる歯だと思いますが,治療しなくてはいけませんか? ……… 118

Q6 むし歯で神経を取りました.永久歯には影響がありませんか? ……… 118

解説:齲蝕発症のメカニズム ……… 119

2 乳歯の変色・着色 尾崎正雄 **122**

Q1 3歳児ですが,ほかの子どもたちと比べると,前歯の表面が茶色くなっているように見えます.
特に歯肉に近いところが濃くなっています.むし歯でしょうか? ……… 122

Q2 3か月前に転んで上の前歯2本をぶつけたところ,色が変わってしまい,
左は元に戻りましたが右は変色したままです.放っておいてもよいでしょうか? ……… 122

Q3 奥歯の溝で黒くなっているところがあります.むし歯でしょうか? ……… 123

Q4 5歳児です.奥歯の歯と歯の間が黒く見えます.大丈夫でしょうか? ……… 123

解説:乳歯の変色・着色の原因と対応 ……… 124

歯列・咬合

歯ならび・咬み合わせ 山﨑要一・伴 祐輔・村上大輔・菅 北斗・橋口真紀子・窪田直子・稲田絵美 …… **126**

Q1 3歳です.前歯がデコボコに生えてきました.このままで心配ないでしょうか? ……… 126

Q2 3歳です.咬み合わせが反対になっています.このままでよいのでしょうか? ……… 126

Q3 3歳です.交叉咬合といわれましたが大丈夫でしょうか? ……… 127

Q4 3歳の子どもの歯の本数が足りません.大丈夫でしょうか? ……… 127

Q5 5歳です.前歯の歯ならびに隙間があり,気になります. ……… 128

Q6 私は歯ならびが悪いのですが,子どもも将来歯ならびが悪くなりますか?
歯ならびが悪くならないために何に気をつけたらよいですか? ……… 128

解説:幼児期の歯ならび・咬み合わせの異常についての考え方 ……… 129

軟組織

舌小帯・上唇小帯・口腔粘膜 島田幸恵 **132**

《舌小帯》

Q1 生後1か月の乳児です.舌が短いような気がしますが,授乳には支障をきたしていません.
このままでよいでしょうか? ……… 132

Q2 5歳児です.舌で上唇をうまくなめられず,舌を前に突き出すと先がハート型にくびれます.
このまま様子をみてよいでしょうか? ……… 132

《上唇小帯》

Q1 1歳6か月児ですが，上唇のヒダが前歯のすぐ近くまで伸び，前歯に隙間があります． 心配ないでしょうか？ 133

Q5 上唇のヒダが前歯の間まで伸びていて歯磨きがしにくくて困っています． 133

《口腔粘膜》

Q1 口内炎がよくできます．何に気をつけたらよいですか？ 134

解説：舌小帯・上唇小帯・口腔粘膜についての考え方 135

口の癖

口の癖（指しゃぶり，おしゃぶり，口唇閉鎖不全） 井上美津子 **137**

Q1 2歳を過ぎてもおしゃぶりを離せません．このまま使っていてもよいでしょうか？ 137

Q2 3歳半になりましたが，指しゃぶりがやめられません．上の前歯が前に出てきたようで， 歯ならびが心配です． 137

Q3 4歳になります．鼻が詰まっていないのにいつも口をポカンと開けています． 138

解説：乳幼児期の口腔習癖についての考え方 139

口腔機能の発達

口の機能の発達 田村文誉 **141**

Q1 1歳6か月を過ぎ卒乳しましたが，うまく噛めないで丸のみしているようです． 大丈夫でしょうか？ 141

Q2 3歳児です．よく噛まないで食べているようなのですが，大丈夫でしょうか？ 141

Q3 3歳児です．食べものを口にためてなかなかのみ込まないのですが，心配ないでしょうか？ 142

解説：乳幼児期の口腔機能の発達 143

その他 仲野和彦 **145**

Q1 2歳児です．むし歯ではないのに下の前歯が抜けてしまいました． 生えかわりが早いだけなのでしょうか？ 145

Q2 3歳児です．寝ているときによく歯ぎしりをします．大丈夫でしょうか？ 145

Q3 夏になると汗をかくので，スポーツ飲料が身体にいいと聞きましたが，本当ですか？ 146

☕ Coffee Break

● 日本小児歯科学会認定小児歯科専門医について 飯沼光生 22
● 子育て情報の集め方〜インターネットの上手な利用 浜野美幸 46
● 歯ブラシによる事故 早川 龍 47
● 小児の顎関節症 苅部洋行 54
● 低ホスファターゼ症 仲野和彦 74
● 「授乳・離乳の支援ガイド」改定のポイント 田村文誉 83
● 歯の形成不全と栄養 福本 敏 114
● 歯の発生について 岩本 勉 115
● 歯数異常について 清水武彦 121
● 睡眠時の態癖と歯列不正の関係 島村和宏 131

文献 147
索引 149
執筆者一覧 156

Page & Cover design ／ アライブ
イラストレーション／ 江利奈々実, TDL

1歳6か月児の口腔健康診査

　1歳6か月児の口腔健康診査は，子どもや保護者にとってはじめての受診であることが多いため，子育てを「支援」するということを念頭におきます．
　卒乳を経たこの時期は，口腔機能からみた食べ方への対応も必要です．

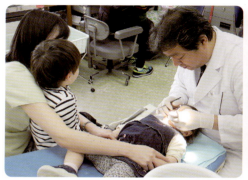 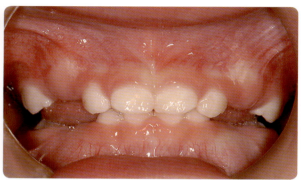

3歳児の口腔健康診査

　3歳児の口腔健康診査は，成長発達過程を念頭におき，子どもの口と全身の健康につながる生活習慣を，子どもや保護者とともに考え，それぞれの家庭の事情に配慮した対応を心がけます．

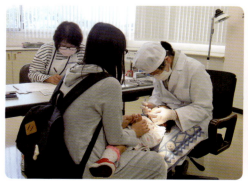 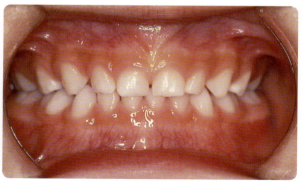

写真提供：田中歯科クリニック・田中英一，さとう子ども歯科医院・佐藤　厚

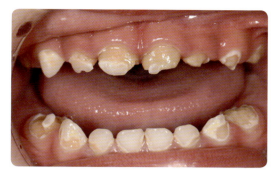
早期発症型乳歯齲蝕（1歳8か月児） p.36参照

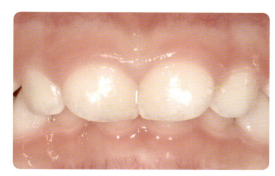
歯頸部付近に付着したプラーク（1歳9か月児） p.37参照

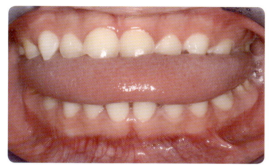
ダウン症児の口腔内（6歳11か月児） p.59参照

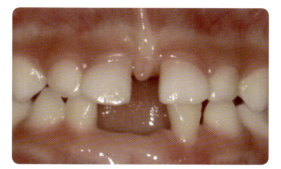
低ホスファターゼ症による乳歯の脱落（3歳児） p.74参照

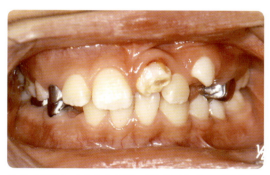
乳歯の外傷による永久切歯の形成不全（8歳2か月児） p.79参照

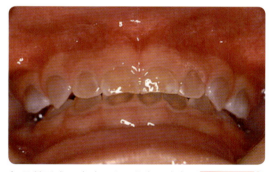
象牙質形成不全症による乳歯の変色 p.125参照

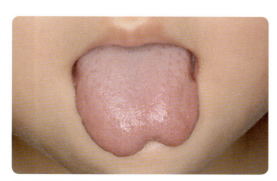
舌小帯短縮症（5歳児） p.133参照

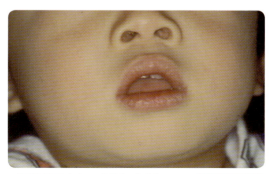
口唇閉鎖不全と口呼吸（2歳児） p.138参照

1章 乳幼児の口腔保健に対する考え方

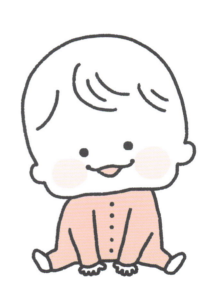

　社会状況の変化にともなって母子保健の基本的概念も変わってきています．親の育児不安や虐待の問題などに対応するには，育児支援の考え方や体制づくりが大切です．

　1章においては，口と歯の健康診査（歯科健診）を育児支援に結びつけるための考え方と，どのような対応が求められているかについて概説してあります．

　また，他科や他職種との連携の大切さについても述べています．健診にあたる前に，ぜひ読んでください．

Chapter 1

1章 乳幼児の口腔保健に対する考え方

1 母子保健の流れと乳幼児健診のあり方

Keywords
- 切れ目ない育児支援
- 歯科疾患のスクリーニングとしての健診
- 保護者の理解
- 地域における多職種連携

1 子どもの成長・発育と母子保健

　子どもは母胎という最初の環境，また生後は保護者による養育環境において成長・発育を遂げます．したがって，子どもの健全な成長・発育には，まずは母親の健康が第一であり，妊娠中からの母子保健が重要です．これまで，国の施策として子どもの健全な成長発育を目指し，児童福祉法，母子保健法，児童虐待防止法，子ども・若者育成支援推進法などの法整備や，国民運動としての「健やか親子21」など，時代のニーズを反映した環境整備が行われてきました．

　2018年4月から一部改正・施行された児童虐待防止法には歯科医師の責務が明記され，また同年12月には，成育過程にある小児と保護者および妊産婦に対して必要な成育医療等を切れ目なく提供するための施策を総合的に推進することを目的とした「成育医療等基本法」が成立しました．これにより，従来の施策間の連携，母子に対する妊娠期からの切れ目のない包括的支援の提供が期待されています．

2 育児支援型健診とその実践

1）スクリーニングとしての健診の意義

　母子保健法に基づいて行われる健診は「スクリーニング」としての意義をもち，妊婦健診，乳児健診，幼児健診（1歳6か月児健診，3歳児健診）があります（表）．そのうち，妊婦健診は流産，早産，妊娠高血圧症候群，低出生体重児出産の予防など，母体の障害予防を目的に，乳児健診は疾病や異常の早期発見と健全な発達のための養護や栄養指導を目的としています．幼児検診としては，1歳6か月児健診は心身障害の早期発見，生活習慣の自立，齲蝕予防，栄養指導，育児指導など，3歳児健診は栄養や発達の状態，疾病の有無，歯科的な問題，精神発達，習癖の有無，予防接種の実施状況，各種心身障害などについてのチェックを目的としています．

　特に幼児健診は齲蝕とその他の歯科的問題を早期にスクリーニングするために重要であり，近年は虐待の早期発見のための意義も担っています．一方，齲蝕のリスクを左右する子どもの口腔内への齲蝕原因菌の早期定着を防ぐためには，妊婦を対象とした歯科健診も重要な意義を持っています（☞p.49～「妊婦の口腔健康診査のポイント」参照）．

表　各健診の目的

妊婦健診	流産, 早産, 妊娠高血圧症候群, 低出生体重児出産の予防, 母体の障害予防
乳児健診	疾病や異常の早期発見と健全な発達のための養護・栄養指導
幼児健診	・1歳6か月児健診：心身障害の早期発見, 生活習慣の自立, 齲蝕予防, 栄養指導, 育児指導など ・3歳児健診：栄養・発達の状態, 疾病の有無, 歯科的な問題, 精神発達, 習癖の有無, 予防接種の実施状況, 各種心身障害などについてのチェック

2）健診について保護者に理解を求める

　公的な乳幼児健診はわが国固有の制度であり，その目的は導入当初の子どもの栄養状態の向上や感染症の予防と治療から，発達の状態や障害などの早期発見・予防へと変化してきました．さらに「健やか親子21」によって示されているように，現在の母子保健においては乳幼児健診も含め，子どもの発達と子育て支援の重要性が増しています．

　発達障害を早期に発見し，支援することでその後の機能獲得に大きな差を生じるように，歯科においても口腔内に齲蝕原因菌となるミュータンスレンサ球菌の定着が急激に増加する1歳6か月ごろ，また乳歯が生えそろう3歳ごろに齲蝕の発生状況や歯口清掃状態，間食を含めた食習慣を調べることで，個々の齲蝕のリスクが把握できます．健診がきっかけとなって子どもの口腔内の状態が大きく改善したり，健全な咬み合わせを確立したりすることが可能であることを保護者に認識してもらうことが大切です．

3）法定健診と地域が実施する特定健診

　幼児を対象とした健診は，母子保健法で定められた1歳6か月児健診と3歳児健診があります．この法的健診とは別に地方自治体（市町村）は，その他の乳幼児に対しても必要に応じて健診を実施しています．法定健診のほとんどは集団健診で実施されますが，乳児期の健診では個別健診の割合が比較的高くなっています．また，法定健診以外に，各市町村が独自に定めた時期を設定して特定健診を行っています．その対象時期や集団健診か個別健診かの実施方法は市町村によりさまざまですが，公的負担があるものがほとんどです（約96％）．歯科健診については2歳児健診がもっとも多く，ついで1歳児健診，5歳児健診が多く実施されています．

4）地域における多職種との連携

　2018年に成立した成育医療等基本法により，今後は従来の母子保健に関する施策間の連携が促進され，妊娠期から成育過程全般を対象とした政策の普及と啓発が期待されます．また，子育てを含めた包括的な支援を目指すためには，産科医，小児科医，歯科医を含む医療関係者は，地域において看護師，歯科衛生士のみならず，保健師，助産師，ソーシャルワーカー等との連携を進めることが不可欠となります．健診から医療機関への受診に，さらに育児支援を背景とした疾病や虐待の予防につながる社会を構築することが望まれます．

木本茂成（神奈川歯科大学大学院　口腔統合医療学講座　小児歯科学分野）

1章 乳幼児の口腔保健に対する考え方

2 健診に来る保護者像とは？

Keywords
- 現代の子育て環境
- 育児不安
- 保護者への健診の意義の理解
- 地域における多職種連携

1 現代の子育て環境と保護者像

　近年，子育て支援制度の整備は着実に進んでいますが（図），安心して子どもを産み育てる環境が整っているとはいえません．都市化，少子化，核家族化，そして，共働き家庭の一般化により子どもを取り巻く家庭や地域社会が大きく変化し，特に子育て家庭を支えてきた地域社会の子育ち・子育て機能が大きく低下しています．その結果，いじめ，不登校，ひきこもり，児童虐待などが深刻な社会問題となり，さらに，親の生活状況の悪化により，社会的養護を必要とする子どもの増加，すなわち，「子どもの貧困」も大きな問題となっています．また，就学前の子どもの多くは，親の就労の有無等で所管（厚生労働省／文部科学省）も，根拠法（児童福祉法／学校教育法）も異なる環境に置かれ，親の働き方が変わるたびにいずれかの施設を選択するという問題は，依然として解決されていません．

　多くの保護者が子どもの健やかな育ちを何よりも強く願っているにもかかわらず，現状

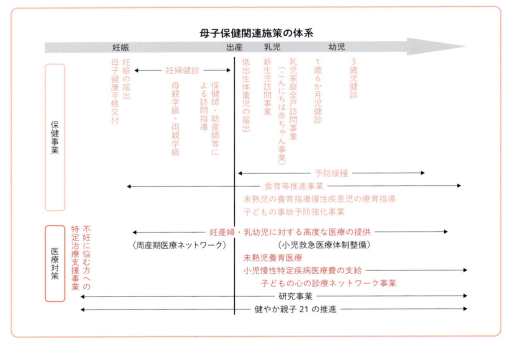

図　母子保健関連施策

は少子化の進行により子どもの数が減少し，子ども同士で遊ぶ機会が少なくなっていることで，仲間関係や規範意識の形成など社会性の発達に大きな影響が出てきています．また，核家族化が進行し，地域社会とのつながりが弱くなることで，親同士の情報交換や助け合いの機会も少なくなっているため，育児にかかわる知識や技術が不十分なまま子育てをしなければならない保護者像がみえてきます．

2 育児不安の原因と解消

父親の参加や参画が得られないまま母親が一人で育児に専念せざるをえず，周囲から適切な支援が受けられない場合は，子育ての責任が母親に集中し，育児不安やストレスを抱え込むことになります．育児に対してまじめな母親ほど，些細なことから子育てに自信をなくし，育児不安やストレスを深めていくともいわれています．これらの問題を解決することを目的に，母親の育児不安やストレスを解消するための対策が動きはじめています．

2008年には，すべての子育て家族を対象とした「地域子育て支援拠点事業」が児童福祉法に明記されました．この事業の目的は「子育て中の親子が気軽に集い，相互交流や子育ての不安や悩みを相談できる場を提供し，育児不安を解消すること」とされています．

3 保護者と接する健診担当者の心得

現代の子育て環境の厳しい現状を踏まえ，健診に訪れる保護者の多くが，育児不安やストレスを抱えていることを前提に対応することが必要です．母親の孤立感を深めたり子育てに自信をなくさせたりするような言動は避け，育児を前向きに捉え，希望がもてるような支援につながる健診を心がけましょう．

具体的な健診時の心構えとして，以下が挙げられます．
① 事前に「母子健康手帳」を見て，これまでの生育状況，現在の心配ごとなどを把握しておく．
② 歯鏡（デンタルミラー）を持つ前に，まず子どもと保護者に視線を合わせて挨拶を交わす．同時に，子どもと保護者の関係についても，動作や保護者の言動から推察する．
③ 保護者や子どもの話をよく聞く（傾聴）．
④ 保護者と子どもの生活状況はさまざまであることを理解し，相手を尊重しながら，相手の受け入れやすい言葉で話をする（受容と共感）．
⑤ 良い点を見つけ，ほめるようにする．
⑥ 助言が必要なときは，個人差を理解したうえで保護者に不安を与えないよう配慮する．

以上のことをふまえ，「次も来てみよう」と保護者に感じてもらえるような健診にすることが大切です．

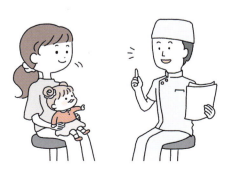

朝田芳信（鶴見大学歯学部 小児歯科学講座）

1章 乳幼児の口腔保健に対する考え方

3 乳幼児期における口の健康の意義

Keywords
●口腔健康管理　●口腔衛生管理　●口腔機能管理
●原始反射と嚥下反射　●口の機能の発達

1 口腔衛生管理と口腔機能管理

　これまでの口腔保健指導は，「疾患のない健康な口腔」を目指してきたため，歯科健診では齲蝕や歯周病など歯科疾患の発見やその対応が主となってきました．その一方で，近年，口腔健康管理には，歯口清掃により口腔内を清潔に保つことで齲蝕や歯周病といった歯科疾患だけでなく，誤嚥性肺炎や風邪などを予防する「口腔衛生管理」と，摂食嚥下機能や構音・発音などの口腔機能の成育，維持・回復を目的とした「口腔機能管理」があり，これらをうまく組み合わせることで効果がさらに高まるといわれています．この概念は口腔保健指導にも取り入れられており，歯科健診においても口腔の衛生を保つ「器質的」な部分を担保する一方で，「食べる」「飲む」「話す」といった「機能的」な部分へのアプローチも行う必要があります．

　乳幼児の口腔保健では，これまでどおり母乳の継続，甘味飲食物の摂取や食べ方の問題，指しゃぶりなどの口腔習癖，齲蝕や歯ならび・咬み合わせなどの歯科的問題の要因を特定します．その一方で，哺乳期から離乳期を経て獲得される摂食機能と，周囲とのコミュニケーションのなかで獲得される構音・発音や会話能力の発達についても，子どもの社会経済的背景から生じる全般的な生活習慣，成長発達に関する問題・疾患の観点から評価して支援を行う必要があります．

　こうした器質的・機能的視点をうまく組み合せて乳児期，幼児期，学童期へと切れ目なく口の健康支援，口腔機能の育成支援がなされることが，乳幼児期の口腔保健に求められています．

2 心身の発育と口の機能発達

　通常，赤ちゃんは出生直後から哺乳しますが，これは探索反射，口唇反射，吸啜反射，舌突出反射といった原始反射と嚥下反射の5つの反射の協調によるものです．また，新生児の口腔は口唇で乳房を捉え，舌で乳首をしごきながら母乳を吸うのに適した形態になっています．生後3か月前後に首がすわり，生後4～5か月でお座りができるようになると視野も広がって興味のあるものに手を伸ばして口に持っていき，指しゃぶりや玩具しゃぶりをするようになります．こうした口遊びの経験が口の脱感作にもつながります．

　また，このころには前述の原始反射も次第に消失し，食べものや食べることにも興味を

示すようになります．生後5～6か月で離乳食が開始され，離乳食が完了する生後18か月ごろには12～16本の歯が萌出し，噛む力も強くなり，食べる機能が急速に発達します．

話す機能は，生後3～4か月で喃語を発するところから始まり，1歳ごろになると保護者の赤ちゃんへの問いかけから口や舌の動きをまねすることで，「ママ」「パパ」といったことばを話すようになります．その後も周囲の人からの刺激と知的な発達によることばの理解が進み，5～6歳になると構音が完成し，2,500語程度のことばを理解し，一とおりの言語の表出ができるようになります．

3 口の機能発達を支えるもの

口の機能である「食べること」「話すこと」はともに学習によって得られるもので，周囲の環境刺激によって発達が進みます．したがって，子どもの身体発育や精神発達に応じた口の機能発達を育むためには，保護者を含む周囲の人間とのかかわり合いのなかで「ともに食べ，ともに話す」環境が必要です．最近では，「子どもの孤食」が問題となっていますが，孤食が続いてしまうと，食べ方や話し方を学習する機会が減少し，口の機能発達も進まなくなることが懸念されます．

歯科健診を通じて，口の機能発達にはこれを育むような食環境の充実や周囲の人たちとのかかわりが重要であることを伝え，啓発するような支援が必要です．

星野倫範（明海大学歯学部 形態機能成育学講座 口腔小児科学分野）

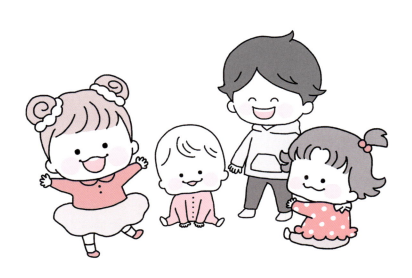

1章 乳幼児の口腔保健に対する考え方

4 いま，乳幼児健診に求められるもの

Keywords ●育児支援 ●生活支援

1 育児支援としての歯科健診

　乳幼児の口腔保健は，生涯を通じた口腔保健の出発点であり，8020達成の基盤となるものです．また，厚生労働省の「健やか親子21」に取り上げられている「子どもの心の安らかな発達の促進と育児不安の軽減」のためにも，この時期に口腔保健をとおして育児支援を行っていくことには大きな意義があります．

　近年，少子化に伴い，一人ひとりの子どもに対する親の関心は高まる一方，育児不安を抱えていることも少なくないようです．口腔に関しては，乳児期に生えはじめて幼児期に生えそろう乳歯について，さらに，乳幼児期をとおして口の機能としての「食べる」ことに関する心配や悩みが多くみられます．そして，「歯の生え方や生える時期」「離乳期・幼児期の食べ方」「むし歯予防」などについては，保護者は多くの育児情報を得ていても，現実の子育てにどの情報を適応させたらよいか迷ったり，情報・知識を実践に移せず悩んだりしています．このような状況は，育児に対する不安や自信の喪失につながりやすく，親にとっても子どもにとっても望ましいものではありません．

　したがって，口腔保健活動の現場である乳幼児歯科健診において，育児支援を実践するためには，育児不安を軽減するような言動や対応が求められています．

2 育児支援を実践できる健診関係者像

　育児支援の実践に基づいた乳幼児歯科健診を行うためには，的確な診察・診断の能力とともに，保護者の気持ちに配慮しながら健診結果を伝え，対応策をいっしょに考えていく姿勢が健診関係者に求められています．初対面では知ることのできない生活背景をもった受診者に対して，一律の対応があてはまるはずがありません．まず，保護者の話をよく聞くことから始める必要があります．相手の話に耳を傾け（傾聴），いままでの育児状況をまずは受け入れ（受容），子育ての苦労や保護者の悩みに共感することによって，相互理解や信頼関係が生まれ，子どもの現状や今後の問題についてともに考えていこうという姿勢が生まれてきます．傾聴，受容，共感を大切にした健診であれば，保護者にとっていままでの育児を見直すきっかけになるでしょう．

　現在の公的な集団健診の場では時間の制限もあり，なかなか満足のいく診察や相談・指導の余裕がないかもしれません．しかし，限られた時間だからこそ，歯科医師，歯科衛生

士，保健師，栄養士などの関係者それぞれが，育児支援としての乳幼児歯科健診というものを理解し，チームワークで対応していくべきでしょう．

3 育児支援・生活支援型の口と歯の健診

これからの乳幼児歯科健診では，疾病や異常にばかり目を向けずに，むしろ歯科医学的知識をもって子育てをサポートしていく"伴走者"としての対応が求められます．親と子をまずは受け入れながら「子育て」の相談にのり，指導ではなく「支援」をしていくという姿勢をもち，「親育て」にもつなげることが求められています．現状では問題のない親子に対しても，成長・発達が順調であることをともに喜び，良好な関係づくりに努めることが大切です．そうすることで，今後生じるかもしれない悩みや心配ごとの解決を健診の場に求めてくれることでしょう．

最近の保護者の関心ごとは，歯磨きやフッ化物の利用などの齲蝕予防のみならず，授乳，卒乳，離乳食の進め方，食事の摂り方などの口腔機能の発達と関連した食行動，そして，指しゃぶりやおしゃぶりなどの口腔習癖，と多岐にわたっています．このような問題に適切に対応するためには，口腔機能の発達状況を口を通じた生活行動から評価し，それらと日常生活習慣や生活環境との関連をみていく必要があるでしょう．子どもの摂食，言語などの口腔機能が健全に発達し，それにより身体ばかりでなく心の発達も促されるような生活支援型の健診が求められています．

森川和政（岩手医科大学歯学部 口腔保健育成学講座 小児歯科学・障害者歯科学分野）

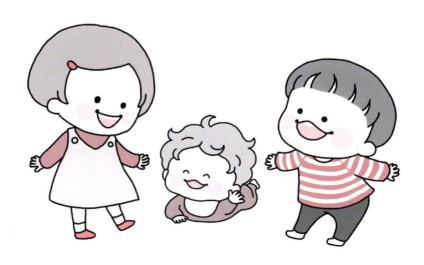

1章 乳幼児の口腔保健に対する考え方

5 関連他職種との連携

Keywords ●虐待 ●ネグレクト ●多職種連携

1 乳幼児を取り巻く環境

　子どもは，両親や兄弟・姉妹，そして祖父母を含む家族からの愛情を受けるとともに，保育園や幼稚園においては保育士や教諭，友だち，さらに地域とのかかわりと支えによって育まれていきます．しかし近年では，少子化，核家族化，都市化，情報化，国際化などに代表される社会や経済の急激な変化を受けて，人々の価値観や生活様式が多様化しています．そのため，他者や地域とのかかわりが希薄化し，経済性や効率性を重視するといった大人中心の社会風潮が顕著になっています．すべての子どもには，それぞれの年齢に適した成長・発達（発育）が保障されなければなりません．

　われわれ歯科関係者は，子どもの口腔を健康に導き，健全な発育がなされるよう，歯科治療，予防処置，口腔機能発達指導および口腔保健指導などを通じて各種支援を行っていますが，われわれが支援すべきは子ども自身の身体や心の問題のみにとどまりません．養育者の問題，とりわけ虐待・ネグレクトなどの事例は歯科関係者だけでは到底対応できないケースが年々増加しています．子どもが適切に発育するためには，関連専門職種や行政とチームを組んで，できるかぎりの支援をしていかなければなりません．

2 口腔保健の維持・向上のための関連専門職との連携

　歯科医院では，歯科医師を中心に歯科衛生士，歯科技工士などの歯科医療職と連携し，子どもの口腔の育成に努めますが，健診の場では，子どもの全身を含めた発育，さらに保護者の養育能力，家庭環境を考慮した支援が必要となります．

　円滑な口腔保健活動を実施していくためには，関連専門職種や行政との連携は不可欠です（図）．連携が必要な職種は個々のケースによって異なりますが，各専門職種は専門的で高度な知識や技術を提供し，互いに連携しなければなりません．たとえば，われわれ歯科医療職には，このような多職種チームのなかで，口腔機能の向上や管理，歯科治療，食べることや口腔保健管理のプロフェッショナルとして他職種に方針を示し，的確なアドバイスや提案ができることを求められます．

　しかし，医師を頂点としたヒエラルキー構造のような組織編成では有意義な意見交換は行えません．また，自らの専門知識やアドバイスを他職種に無条件での受け入れを求める態度や，自分の専門領域に関する他職種からの意見に耳を傾けない態度はチーム内の対立

を招きます．結果として，子どもやその養育者の支援のために行う多職種連携が機能不全に陥ってしまうのです．

　多職種と円滑な連携を図るためには，定期的なカンファレンスの開催が必要です．また，職種に関係なくフラットな関係を形成し，関係者同士が共通の用語や暗黙知を共有できるかどうかが重要となります．そのうえで各専門職の知識や能力を統合し，チームとして有効活用して成果に結びつけていくチームマネジメントが大切となっていきます．

　職種や専門性の垣根を越えて，各自が考えたこと，思ったことをチーム内で発言，提案，問題提起し，いかに子どもやその家族にとって有益な支援ができるかをチーム全員が一体となって考えられるかが，多職種連携を円滑に行ううえでの重要なポイントとなるでしょう．

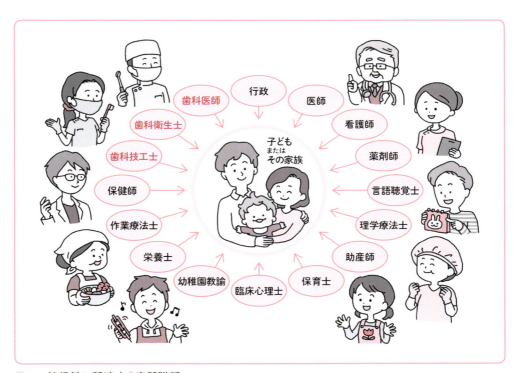

図　口腔保健に関連する専門職種

福田敦史・齊藤正人（北海道医療大学歯学部　口腔構造・機能発育学系　小児歯科学講座）

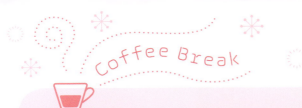

日本小児歯科学会認定小児歯科専門医について

　子どもにとってはじめて通う歯科医院は，口の健康を一生左右するといっても過言ではありません．そのためには，子どもの口のことをよく知っている歯科医師に診てもらうことが大切です．

　日本小児歯科学会では，高度な小児歯科に関する専門的知識ならびに治療技術を有し，公共的使命と社会的責任を有する歯科医師の治療を多くの子どもが受けられるよう，2006年より厚生労働省の認可のもとで専門医制度を開始しました．2018年12月現在，日本小児歯科学会認定小児歯科専門医は1,152名を数えます．日本口腔外科学会，日本歯周病学会に次いで3番目の認可で，現在では日本歯科放射線学会，日本歯科麻酔学会の専門医制度も認可されています．この5学会の専門医はメディア等での広告が認められ，各学会ホームページなどにより検索が可能です．

　小児歯科専門医の資格は，5年以上同学会に所属・参加し，学会が認めた大学付属病院などの研修施設で5年以上の臨床研修や小児歯科臨床に関する学会発表等を行い，試験に合格した者に与えられます．試験は基礎的知識を問う筆記試験と小児歯科に関する症例の提示，試問審査が行われます．資格取得後も専門医としての高い臨床レベルを維持するため，5年ごとの更新が必要で，その間，学術大会やセミナーへの出席や発表，学術誌への論文執筆を行うことが義務づけられています．

　現在の課題としては，専門医の偏在が挙げられます．小児歯科専門医が100人以上在籍する県がある一方で，1人もいない，あるいは1～2人の県も複数存在し，希望する子どもすべてが小児歯科専門医に診てもらえない現状があります．今後はこのような県に対する対策が必要だと考えています．

　医科では新たな専門医制度が始まりましたが，歯科における専門医制度は各学会が独自に設けており，国民にはわかりにくい制度でした．このため，専門性や水準をわかりやすく提示し，国民にも理解が得られる中立性・公平性を有する第三者機関として「日本歯科専門医機構」が立ち上げられました．今後はこの機構をとおして新たな専門医制度を確立し，評価・認定を行うことを目指しています．現在認められている5学会についてはここで再評価が行われ，そのほかの希望する学会についても順次審査が行われ，新専門医制度へ移行していきます．

飯沼光生（朝日大学歯学部　口腔構造機能発育学講座　小児歯科学分野）

2章 乳幼児の口腔健康診査のポイント

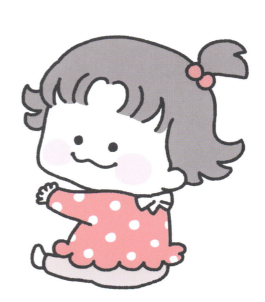

　この章では，乳児，1歳6か月児，3歳児，4〜5歳児と4つの年代に分けて健診時のポイントをまとめています．

Chapter 2

2章 乳幼児の口腔健康診査のポイント

健診時の心がまえ

▍健診前に,受診票または母子健康手帳を参考にこれまでの成育状況などを確認しましょう.

▍信頼して受診してもらうために,身だしなみを整え,目線を合わせて挨拶することから始めます.

▍保護者と子どもの生活状況はさまざまであることを理解し,合理的な配慮を行う姿勢が大切です.

▍健診は問題のスクリーニングの意味合いをもつものです.健診の結果より,助言・提案がなされることもありますが,問題がある方には歯科医院の受診を促すようにします.
　(理由を明確にし,詳しい説明は受診する歯科医師に任せます)

▍簡潔でわかりやすく,ていねいな言葉で説明しましょう.

▍子どもが泣いてしまっても終了時にはほめてあげましょう.

早川　龍(東京都板橋区・早川歯科医院)

母子健康手帳の使い方

　母子健康手帳とは，母子保健法に定められた市町村が交付する手帳です．母子健康手帳はお母さんの状態と子どもの発育の記録であり，健康管理に欠かせません．ていねいに扱うことが大切です．

　また，記載された子どもの記録は個人情報ですので，個人情報保護法に基づいて取り扱うことも重要です．

　母子健康手帳にはお母さんの妊娠中・出産の状態や，新生児・乳児・幼児と子どもの各成長ステージの状態を記録します．疾患や異常がみられた場合には保護者に配慮し，指導内容はわかりやすく，実践しやすいように記載します．

▌記載例

● 哺乳ビン使用について
　→ 哺乳ビンの使用について検討しましょう.

● おしゃぶりについて
　→ そろそろおしゃぶりについて検討しましょう.

● 口腔内の清掃指示
　→ 歯磨きでお口のなかをきれいにしましょう.

● 歯科への受診指示
　→ 歯科医院を受診してみましょう.

大須賀直人（松本歯科大学　小児歯科学講座）

2章　乳幼児の口腔健康診査のポイント

2章 乳幼児の口腔健康診査のポイント

母子健康手帳の見方・書き方

1歳6か月児健診

歯が萌出していれば現在歯として「/」をつけます。齲蝕は「C」で記入します。判断できない場合は「Cの疑い」「CO」*と記入しましょう。

哺乳ビンの使用や夜間の授乳について確認します。哺乳ビンに入れている内容物についても聞いてみましょう。

食事や間食の内容や規則性について確認します。食後の清掃方法についてもチェックしましょう。

保護者の仕上げ磨きの時間・磨き方や子どもの様子を確認します。就寝前の仕上げ磨きの有無について聞いてみましょう。

歯の汚れは「きれい」「少ない」「多い」で判断して記入します。咬み合わせは可能なかぎり診察して「よい」「経過観察」で記入しましょう。

< このページは1歳6か月児健康診査までに記入しておきましょう。>

保護者の記録【1歳6か月の頃】 （　　年　　月　　日記録）

○ひとり歩きをしたのはいつですか。（　　歳　　月頃）
○ママ、ブーブーなど意味のあることばをいくつか話しますか。　　　　　　　　　はい　いいえ
○自分でコップを持って水を飲めますか。　　　　はい　いいえ
○哺乳ビンを使っていますか。　　　　　　　　　いいえ　はい
　（いつまでも哺乳ビンを使って飲むのは、むし歯につながるおそれがあるので、やめるようにしましょう。）
○食事や間食（おやつ）の時間はだいたい決まっていますか。　　　　　　　　　　はい　いいえ
○歯の仕上げみがきをしてあげていますか。　　　はい　いいえ
○極端にまぶしがったり、目の動きがおかしいのではないかと気になったりしますか。*　　いいえ　はい
○うしろから名前を呼んだとき、振り向きますか。はい　いいえ
○どんな遊びが好きですか。　　（遊びの例：　　）
○歯にフッ化物（フッ素）の塗布やフッ素入り歯磨きの使用をしていますか。　　はい　いいえ
○子育てについて気軽に相談できる人はいますか。はい　いいえ
○子育てについて不安や困難を感じることはありますか。　　　　いいえ　はい　何ともいえない
○成長の様子、育児の心配、かかった病気、感想などを自由に記入しましょう。

むし歯など歯の異常に気づいたら右の図に×印をつけておきましょう。

※外に出た時に極端にまぶしがったり、目を細めたり、首を傾けたりするときには、目に異常のある可能性がありますので、眼科医に相談しましょう。

< 1歳6か月児健康診査は、全ての市区町村で実施されていますので、必ず受けましょう。>

1 歳 6 か 月 児 健 康 診 査
（　　年　　月　　日実施・　歳　　か月）

体　重		．　kg	身　長	．　cm
胸　囲		．　cm	頭　囲	．　cm

栄養状態：良・要指導　　母乳：飲んでいない・飲んでいる　　人工乳：完了・未完了

目の異常（眼位異常・視力・その他）なし・あり・疑（　　）　耳の異常（難聴・その他）なし・あり・疑（　　）

予防接種（受けているものに○をつける。）Hib　小児肺炎球菌　B型肝炎　ジフテリア　百日せき　破傷風　ポリオ　BCG　麻しん　風しん　水痘

健康・要観察

歯の状態
（上）EDCBAABCDE
（下）EDCBAABCDE

むし歯の罹患型：O₁ O₂ A B C
要治療のむし歯：なし・あり（　　本）
歯の汚れ：きれい・少ない・多い
歯肉・粘膜　異常なし・あり（　　）
かみ合わせ：よい・経過観察
（　　年　　月　　日診査）

特記事項

施設名又は担当者名

次の健康診査までの記録
（自宅で測定した身長・体重も記入しましょう。）

年 月 日	年 齢	体 重	身 長	特 記 事 項	施設名又は担当者名
		．　kg	．　cm		

※むし歯の罹患型　O₁：むし歯なし、歯もきれい　O₂：むし歯なし、歯の汚れ多い　A：奥歯または前歯にむし歯　B：奥歯と前歯にむし歯　C：下前歯にもむし歯

幼児

子どもの遊び方や好きなものについても確認しましょう。

子育ては大変なことも多いものです。育児不安などがないか聞きましょう。

子どもの成長の様子や病気の対応についてアドバイスすることで、保護者は安心することでしょう。

要治療の齲蝕があれば、歯科医院の受診を勧めましょう。保護者記録があれば齲蝕の要因について検討することも大切です。

今後の齲蝕予防のためにフッ化物の応用について紹介しましょう。

*学校歯科健診では、齲蝕になりかけた歯および判定が難しい歯を「CO（シーオー：要観察歯）」としています。

3歳児健診

歯磨きの回数や習慣について確認しましょう.

「歯の汚れ」は健診時の清掃状態を記入しますが, 日常の清掃状態について, 保護者に確認しましょう.

歯の状態の確認は1歳6か月児健診の記入方法と同様です.

経過観察になった場合には, スペースに具体的な理由を記載しましょう. 保護者の記録で「咬み合わせ」の記載があれば参考にしましょう.

まだ仕上げ磨きが必要です. 就寝前には必ず仕上げ磨きをするように勧めましょう. 歯と歯の間の清掃方法とデンタルフロスの使い方を説明しましょう.

2章　乳幼児の口腔健康診査のポイント

< このページは3歳児健康診査までに記入しておきましょう. >

保護者の記録【3歳の頃】 （　　　年　　　月　　　日記録）

　　　年　　　月　　　日で3歳になりました.
両親から3歳の誕生日のメッセージを記入しましょう.

○手を使わずにひとりで階段をのぼれますか.　　　　　　はい　いいえ
○クレヨンなどで丸（円）を書きますか.　　　　　　　　はい　いいえ
○衣服の着脱をひとりでしたがりますか.　　　　　　　　はい　いいえ
○自分の名前が言えますか.　　　　　　　　　　　　　　はい　いいえ
○歯みがきや手洗いをしていますか.　　　　　　　　　　はい　いいえ
○歯の仕上げみがきをしてあげていますか.　　　　　　　はい　いいえ
○いつも指しゃぶりをしていますか.　　　　　　　　　　いいえ　はい
○よくかんで食べる習慣はありますか.　　　　　　　　　いいえ　はい
○斜視はありますか.　　　　　　　　　　　　　　　　　いいえ　はい
○物を見るとき目を細めたり, 極端に近づけて
　見たりしますか.　　　　　　　　　　　　　　　　　　いいえ　はい
○耳の聞こえが悪いのではないかと気になりますか.　　　いいえ　はい
○かみ合わせや歯並びで気になることがありますか.　　　いいえ　はい
○歯にフッ化物（フッ素）の塗布や
　フッ素入り歯磨きの使用をしていますか.　　　　　　　はい　いいえ
○ままごと, ヒーローごっこなど, ごっこ遊びが
　できますか.　　　　　　　　　　　　　　　　　　　　はい　いいえ
○遊び友だちがいますか.　　　　　　　　　　　　　　　はい　いいえ
○子育てについて気軽に相談できる人はいますか.　　　　はい　いいえ
○子育てについて不安や困難を感じることは
　ありますか.　　　　　　　　　　　いいえ　はい　何ともいえない
○成長の様子, 育児の心配, かかった病気, 感想などを自由に記入しましょ
　う.

< 3歳児健康診査は, 全ての市区町村で実施されていますので, 必ず受けましょう. >

3 歳 児 健 康 診 査
（　　年　　月　　日実施・　　歳　　か月）

体　重	．　　　kg	身　長	．　　　cm
頭　囲	．　　　cm	栄養状態	ふとり気味・普通・やせ気味

目の異常（眼位異常・視力・その他）：なし・あり・疑（　　　　　）
耳の異常（難聴・その他）： なし・あり・疑（　　　　　）

予防接種（受けているものに○をつける）　Hib　小児肺炎球菌　B型肝炎　ジフテリア　百日せき　破傷風
ポリオ　BCG　麻しん　風しん　水痘　日本脳炎

健康・要観察

歯												むし歯の罹患型：O A B C₁ C₂
の	E	D	C	B	A	A	B	C	D	E		要治療のむし歯：なし・あり（　　　本）
状												歯の汚れ：きれい・少ない・多い
態	E	D	C	B	A	A	B	C	D	E		歯肉・粘膜：異常なし・あり（　　　　）
												かみ合わせ：よい・経過観察
												（　　年　　月　　日診査）

特記事項

施設名又は担当者名

幼児

次の健康診査までの記録
（自宅で測定した身長・体重も記入しましょう。）

年	月	日	年　齢	体　重	身　長	特記事項	施設名又は担当者名
				．　kg	．　cm		

※むし歯の罹患型　O：むし歯なし　A：奥歯または前歯にむし歯
　B：奥歯と前歯にむし歯　C₁：下前歯がむし歯　C₂：下前歯やその他にむし歯

指しゃぶりは歯列の不正を招くことがあります. 指しゃぶりの様子や時間についても確認しましょう.

乳歯がすべて萌出していれば, よく噛んで食べられる準備が整っていることを説明しましょう. よく噛んで食べることが肥満予防にもなることも伝えましょう.

フッ化物配合歯磨剤の使用や歯科医院でのフッ化物塗布についても説明しましょう.

子どもの社会性の発達や友だち関係についても確認しましょう.

指導内容のポイントや歯科医院の受診の必要性について, 特記事項欄に簡潔に記載するとよいでしょう.

フッ化ジアンミン銀が塗布されている歯は, 齲蝕が処置されているわけではないため, 「C」と記入したうえで「AgF」または「サホライド」と併記します.

大須賀直人（松本歯科大学　小児歯科学講座）

2章 乳幼児の口腔健康診査のポイント

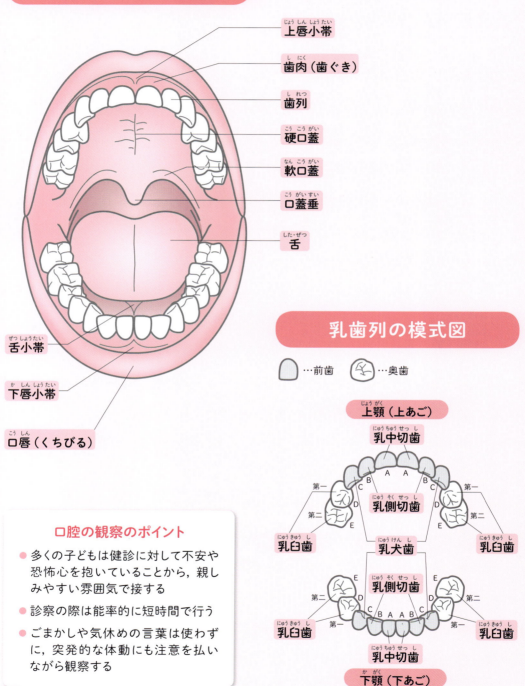

口腔の模式図（永久歯列）
- 上唇小帯（じょうしんしょうたい）
- 歯肉（しにく・はぐき）
- 歯列（しれつ）
- 硬口蓋（こうこうがい）
- 軟口蓋（なんこうがい）
- 口蓋垂（こうがいすい）
- 舌（した・ぜつ）
- 舌小帯（ぜつしょうたい）
- 下唇小帯（かしんしょうたい）
- 口唇（こうしん・くちびる）

乳歯列の模式図
- …前歯
- …奥歯

上顎（じょうがく・上あご）
- 乳中切歯（にゅうちゅうせっし）
- 乳側切歯（にゅうそくせっし）
- 乳犬歯（にゅうけんし）
- 乳臼歯（にゅうきゅうし）第一・第二

下顎（かがく・下あご）
- 乳中切歯
- 乳側切歯
- 乳臼歯 第一・第二

口腔の観察のポイント
- 多くの子どもは健診に対して不安や恐怖心を抱いていることから，親しみやすい雰囲気で接する
- 診察の際は能率的に短時間で行う
- ごまかしや気休めの言葉は使わずに，突発的な体動にも注意を払いながら観察する

乳歯の萌出時期の図

（日本小児歯科学会, 2019. より作成）

…乳歯 …永久歯

出生時
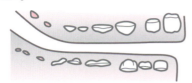

1歳6か月(±2か月)
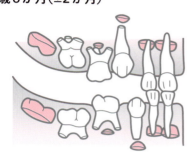

3歳(±4か月)
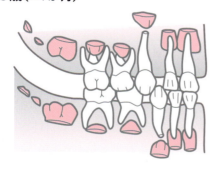

6歳(±9か月)
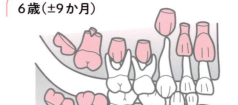

乳歯の萌出時期（上下顎別，性別）

（日本小児歯科学会, 2019）

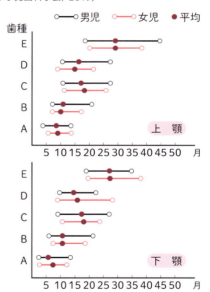

乳歯の萌出時期について説明する際のポイント

- 保護者には標準的な萌出状態を図や写真を用いて説明することが効果的
- 歯の萌出には性差や個人差もあり，乳歯の異常は永久歯の異常に比べて少ないことも説明する
- あきらかな異常がみられる場合には歯科医院の受診を勧めることも大切である

2章 乳幼児の口腔健康診査のポイント

1 乳児の口腔健康診査

基本的な考え方

乳児期は，あらゆる口の機能と形態の変化が，ヒトの一生のうちでもっとも大きいときです．特に，哺乳期から乳前歯の萌出を経て，離乳期へスムーズに移行し，摂食機能やそれに続く顎顔面の成長発達を獲得していくための基礎づくりをする重要な時期にあたります．一生を通じて口の中の環境および機能を整え，維持するための知識と習慣を根づかせるには，子どもと保護者，特に母親との信頼関係を築くことが大切です．

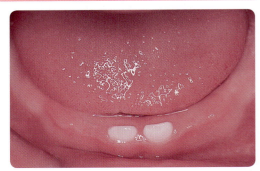

(6か月児)

現代は，核家族化・少子化が進んでいる一方，インターネットなどには玉石混交の多彩な情報があふれています．そのため，どれが正しい情報かがわからず，育児不安をもつ親たちが増えています．したがって，正しい情報を自信をもって，ほかの医療機関からの情報と矛盾なく提供できるよう，われわれも絶えず情報収集に努めておく必要があります．たとえば哺乳齲蝕について，医科では母乳育児推進の指導が行われているのにかかわらず，一方的に哺乳中止を指導すると混乱を招きます．保護者の訴えをまず受容し，育児環境とその問題点をともに探っていく姿勢が肝要です．そのうえで，実情に応じた実行可能なアドバイスによって信頼関係を築いていきましょう．

また，乳幼児の成長・発達では，ある程度の個体差がつきものです．さらには時代の変化に伴い，歯の萌出時期にも変化がみられています．歯の萌出や指しゃぶり，離乳の時期などで相談を受ける機会が多いときですが，個々の子どもの身体的・精神的発育の全体像を把握したうえでの柔軟な対応が望まれます．

この時期にみておきたいこと

- 哺乳・離乳の状況は？
- 歯の生え方(先天性歯)，形(癒合歯)，色(石灰化不全)は？
- 歯肉の状態は？
- 粘膜の状態は？(上皮真珠)

歯肉・粘膜の状態

哺乳主体の時期で，歯肉・粘膜は比較的軟らかく，強い刺激で傷つくことがあるので注意が必要です．舌小帯の短縮がみられたり，付着位置異常があったりする場合，舌の動きが制限され，哺乳が十分にできなくなることがあります．この場合，小帯切除を行います．

また，下顎乳前歯が早期に生えてくる先天性歯では，哺乳の際，歯の先が舌の裏側と強く接触し潰瘍をつくってしまうことがあります（リガ・フェーデ病，図4）．哺乳の際に痛みを生じ，哺乳ができないと，栄養および水分補給に問題が生じるので，すみやかな対応が必要です．乳前歯の先を丸めるか接着性コンポジットレジンで覆い刺激を軽減します．それでも不十分な場合は，抜歯になります．

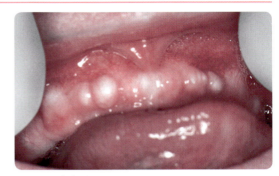

図1　上皮真珠

歯が生える前の歯肉に上皮真珠（白色の半球状のふくらみが1～10数個みられる，図1）が認められることがありますが，痛みなどの不快事項はみられず，自然消失するので，経過観察をしていきます．

口の機能の状態

新生児，乳児期の口の機能的な健康診査としては，うまく段階を踏んで吸啜（吸うこと），離乳，咀嚼ができているか，発語ができているかをみます．ヒトは，一定期間の吸啜を行った後，固形食の咀嚼へと移行します．この移行の時期が離乳期で，「離乳」とは母乳などの乳汁栄養から幼児食に移行する過程をいいます．離乳の目的は，多様な食品に対する咀嚼能力を獲得することともいえます．

離乳食の開始時期は，固形物を口に入れるとこれを排除しようとする反射（舌押し出し反射）が消失する生後5～6か月ごろが目安となります．

離乳開始まもない時期は，吸啜運動の影響で舌を使って離乳食を口蓋へ押しつけるように咀嚼する「もぐもぐ様運動」をします．そして，生後10か月から1歳ごろになると，通常の咀嚼運動が徐々に始まります．発語については，生後3か月を過ぎたころからあやすと声を出すようになり，"アーアー""ウーウー"などの喃語を話しだします．

歯ならび・咬み合わせの状態

乳児期では乳歯の生える前の無歯顎の状態から生後8～9か月ごろに下顎乳中切歯から萌出しはじめますが，乳歯の生え方にはかなり個人差があります．また，乳臼歯が未萌出のため，咬み合わせは不安定です．乳児の口腔内は基本的に哺乳に有利な形態をしており，無歯顎期には乳首が入り込むための隙間とされる「顎間空隙」（図2）や吸啜の際に必要な陰圧形成に役立つ「吸啜窩」（図3），頰部内面の「Bichat（ビシャ）の脂肪床」が認められます．これらの構造は乳歯が生えはじめ，生後5～6か月からの離乳食への移行が進むにつれて消失していきます．離乳食に関する指導は実際の口腔内の形態的・機能的な発育状況を確認し，それに応じた食形態を勧めるのがよいと思われます．また，指しゃぶりや長期の哺乳ビンの使用に関する質問があるかもしれませんが，この時期ではまだ生理的にも問題がないことを説明し，1歳6か月児健診で再度評価してもらうように勧めます．

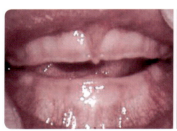
図2　顎間空隙

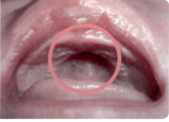
図3　吸啜窩

歯の状態

この時期は，はじめての歯が生えてきます．保護者にとってたいへんうれしい時期ですが，歯の生え方，形，位置などを心配されることも多くあります．この時期では，授乳などに影響がなければ経過観察を行います．

歯の生える時期には個人差がありますが，通常は下顎乳中切歯から萌出してきます．出生時にすでに歯が萌出していることがまれにあります．これは，先天性歯（早期萌出歯）とよばれます．問題がなければ経過観察を行いますが，授乳の際に母親の乳首を傷つけてしまったり，吸啜の際に歯が舌下部に強く当たってしまったりして潰瘍を形成することにより，授乳が困難になってしまうことがあります（リガ・フェーデ病，図4）．また，これらの歯は本来の時期よりも早期に萌出したため，エナメル質や象牙質の減形成や，歯根の形成が悪いことで動揺が大きく，自然に脱落することもあります．このようなときには，かかりつけ歯科医をみつけて相談することを勧めてください．

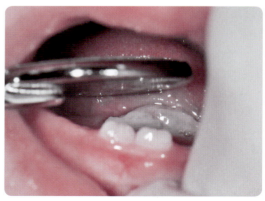
図4　先天性歯によるリガ・フェーデ病（2か月児）
舌下部に潰瘍が認められる

口腔環境

　齲蝕原因菌（ミュータンスレンサ球菌）は，歯が生えるまでは口の中に検出されませんが（図5），歯が生えはじめると母親をはじめとする乳児に接する人から感染します．そのため，家族一丸となって各自の口腔ケアや齲蝕治療に努めることが大切です．この時期は，乳児の口腔ケアにあまり神経質になる必要はありませんが，口唇や口の中が身体のなかでもっとも敏感なので，無歯期に歯磨きの準備をしておくことが大切です．赤ちゃんの身体を触るタッチケアの一環として，顔や口のまわりをマッサージすることを勧めてください．

　下の歯が生えたら濡れたガーゼでやさしくぬぐうことから始め，上の歯が生えてからは口腔ケアを行います．しかし，あくまでも親と子の歯磨きの練習期間であり，気楽に行えばよいことを伝えます．

　1歳以降の夜間授乳は，母乳，育児用ミルクともに齲蝕発生の要因となることがあるため，上の歯が生え，離乳食がしっかり食べられるようになれば夜間は白湯や麦茶に切り替えていくよう助言します．

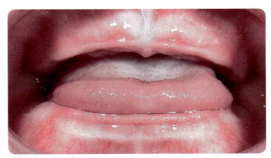

図5　歯が生えていない時期は齲蝕原因菌は検出されない（5か月児）

その他

　乳児期の口腔健康診査では，保護者が離乳をどのように進めているかを確認することも大事です．母乳を与えることは情緒的発達によい影響を与え，育児用ミルクの場合でも，母乳を与えるような姿勢で乳児を抱いて授乳すれば，母乳を与えている場合と同じような効果があるといわれています．

　一般的に生後5か月ごろになると哺乳のための原始反射が消失し，離乳食の摂取が可能になります．離乳期は栄養の補助として離乳食を摂取し，咀嚼の健全な発達のために重要な時期です．まずスープやつぶし粥から始め（5〜6か月），普通のおかゆ（7〜8か月），軟らかめのご飯（12か月前後）から普通のご飯へと次第に硬めに切り換えていきます．徐々に離乳食から栄養摂取する割合が高くなり，1歳を過ぎて離乳完了期に入ると，母乳や育児用ミルクを必要としなくなり，卒乳に向かいます．

　乳児の成長・発達には個人差があります．離乳の進め方も月齢にとらわれず，歯の萌出などに応じた指導を心がけましょう．現状をよく聞き，乳児をよく観察してから，これからなにをすべきかを助言しましょう．

2章 乳幼児の口腔健康診査のポイント

2 1歳6か月児の口腔健康診査

●● 基本的な考え方

　1歳6か月児の口腔健康診査では，疾病や異常をみつけて「指導」することを主眼におくのではなく，引き続き子育てを「支援」することを念頭におきます．

　この時期は，歩行開始や有意語の出現など，運動機能や言語機能の発達が著しく，口の中においても乳歯の萌出が進み，咀嚼機能が獲得される大切な時期です．乳歯が萌出するにつれて，齲蝕原因菌の口腔内への定着も始まります．食生活や歯磨き習慣などの確立のために重要な時期なので，口と全身の健康につながる生活習慣を身につけられるよう話をします．しかし，子どもや保護者の生活状況を十分把握したうえで，「あれはダメ」といった押しつけるような「指導」ではなく，「こうしてはどうですか」といった実行可能な「助言」をすることが大切です．保護者の気がかりなことを受け止め，継続的に「相談」を受けられるような関係づくりが，健診の場にも求められています．

　1歳6か月児の口腔健康診査は，子どもや保護者にとってはじめての歯科受診経験であることが多いため，はじめての「はいしゃさん」との出会いは今後の健診の継続にとどまらず，一生にわたる健康意識を育むうえでたいへん重要です．訪れた子どもや保護者が「来てよかった」と感じ，また来たくなるような健診にしたいものです．

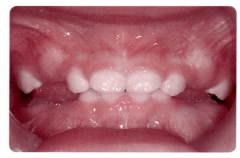

（1歳6か月児）

> **この時期にみておきたいこと**
> ● 母乳，哺乳ビンの継続状況は？
> ● 指しゃぶり，おしゃぶりの頻度は？
> ● 歯の生え方，数は？
> ● 上顎乳前歯の齲蝕は？
> ● 歯のケア，歯磨きの状態は？

歯肉・粘膜の状態

　ヘルペス性歯肉口内炎は，1歳ごろから見られ，単純ヘルペスウイルスに感染することで起こります．38℃以上の発熱を伴い，歯肉が発赤・腫脹し，出血しやすくなり，舌・口唇・頬粘膜に口内炎ができます．そのため，機嫌が悪く，飲食が難しくなります．対応としては，水分の補給を確実にし，食べやすい栄養価の高いものを与えることが重要です．できるかぎり口の中をきれいに保つことで症状は緩和します．7～10日で体調が戻るので，しっかり見守ることを助言します．

　萌出性囊胞（図1）は，歯が生える前にその部分の歯肉が膨隆するもので，第一乳臼歯に多く生じます．無痛性で，囊胞内の出血で暗紫色に見えるようになり，保護者が驚いて受診します．当該歯が生えることにより，多くの場合消失することを説明しましょう．歯が生えない場合は開窓術を行います．

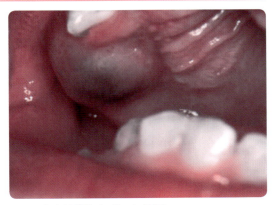

図1 萌出性囊胞（1歳6か月児）

　1歳6か月ごろには，上唇小帯の短縮や付着位置異常が明らかになります．上唇小帯への対応は，一般的に乳前歯が永久歯に交換してからとなります．

口の機能の状態

　この時期は，離乳の完了と咀嚼の発達状況についてみる必要があります．離乳完了の目安は第一乳臼歯が生えはじめる1歳から1歳3か月，遅くとも1歳6か月となっていますが，個人差があります．その範囲内でなくても発育に異常がなければ，離乳未完了の背景を聞いて，目安を伝えます．

　離乳期における咀嚼の順調な発達は，その後，口腔の機能が健全に発達するために重要です．離乳が順調に進んでいれば，1歳6か月ごろにすこし軟らかめの幼児食の咀嚼・嚥下が可能となっています．第二乳臼歯が生えてくるまでは奥歯でのすりつぶしがうまくできないので，調理形態を工夫する必要があります．

　発語に関しては，1歳で発していた「ママ，パパ」などの1語文が，1歳6か月では15～20語程度のことばとなります．また，簡単な指示には従うことができ，多くのことばを理解できるようになりはじめる時期です．

歯ならび・咬み合わせの状態

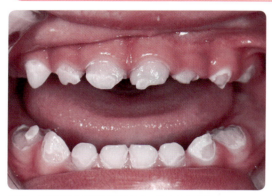

図2　早期発症型乳歯齲蝕（1歳8か月児）

　このころの子どもでは平均的には第一乳臼歯が萌出して上下の咬み合わせができはじめます．子どもによっては乳犬歯も生え，合計16本の乳歯が生えそろいます．歯の萌出が遅いことを保護者が気にしている場合は，歯の萌出時期には個人差があることを説明し，今後の萌出状況を観察するように指導します．また，乳臼歯が生えることで離乳食も後期から完了期へ移行しますが，歯の萌出に遅れがある場合には発達に合わせた食形態をとる必要があることも指導します．哺乳ビンの長期継続使用や離乳食を食べないからと甘いものを与えてしまうなどの誤った食習慣から哺乳齲蝕や早期発症型乳歯齲蝕（図2）を誘発しないように，歯ならびや咬み合わせの発達に応じた口腔保健指導を行います．

　また，保護者から咬み合わせに関する質問をされることがありますが，この時期の咬合はまだ安定しておらず，指しゃぶりなども生理的なものなので3歳児健診で再度評価してもらうように伝えます．

歯の状態

　このころには，第一乳臼歯が生える時期です（図3）．乳臼歯部が生えることによって咬み合わせができはじめます．生えてくる時期や順序，数や色，形などには個体差がありますので，まずは経過観察するように話します．先天性欠如や無歯症が疑われる場合はかかりつけ歯科医に相談するよう勧めてください．

　第一乳臼歯が生えてきたら咬合面に齲蝕ができやすいので，保護者には歯ブラシを使ったブラッシングを行い，糖分の摂取など食事にも気をつけることを指導する必要があります．また，哺乳ビン齲蝕にも注意が必要です．この時期まで哺乳ビンを使用しつづけていると，特に育児用ミルク以外のジュースやイオン飲料を入れて使用した場合では，上顎乳切歯部から乳臼歯部にかけて唇側面に齲蝕を認めることがあります．発見した場合には，保護者にその原因を理解してもらい，ただちに哺乳ビンの使用を中止してかかりつけ歯科医を受診するよう指導することが必要です．

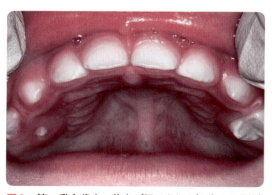

図3　第一乳臼歯まで萌出が認められる（1歳6か月児）

口腔環境

卒乳し，離乳食もほぼ完了する時期で，摂取食品・飲料の種類が増えます．しかし，咀嚼機能は未熟なので食後に口の中に食べ物が残り，特に上顎乳前歯や乳臼歯部に汚れがつきやすくなります（図4）．就寝時に唾液の分泌が減少するため，毎日夕食後に保護者に歯ブラシで仕上げ磨きを行うよう勧めます．まだ，保護者にとっても子どもにとっても，歯ブラシに慣れさせるのによい時期なので，嫌がるときは簡単に，機嫌のいいときはていねいにと，子どもの反応に合わせて無理をせずに毎日続けることが大切なことをアドバイスします．特に上唇小帯付近の磨き方を指導してください．

齲蝕原因菌は，1歳7か月ごろから定着を始めるため，プラークの付着が目立つ場合には，かかりつけ歯科医による定期健診，歯磨きや食事指導，フッ化物塗布などを勧めることも重要

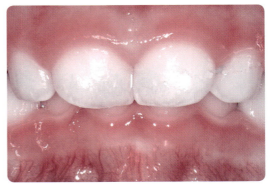

図4 この時期は上顎の歯肉付近にプラークがつきやすい（1歳9か月児）

です．すでに齲蝕がある場合は，保護者をとがめるような話はせずに傾聴し，かかりつけ歯科医の支援を受けるように促します．また，口腔環境が極端に悪い場合はネグレクトなどの虐待も念頭におき口腔健診をすべきです．

その他

この時期に乳切歯の本数が足りない場合は，先天性欠如（下顎に多い）のほか，2本の歯が1つにくっついている癒合歯が考えられます．いずれも後継永久歯が先天的にないことがありますので注意が必要です．また，歯の萌出の異常が全身疾患の症状の1つとして現れる場合もありますので，母子健康手帳の記載をよく確認し，疑わしい場合は保護者に直接問診しましょう．

1歳前後から子どもは歩きはじめますが，まだ足腰が弱く，重心が高いため転倒しやすい状態です．さらに，手の力も弱く顔面領域への衝突を回避する能力に乏しいため，2歳前後の小児が口腔領域にけがをすることも少なくありません．歯の変色（褐色，灰色あるいは黒色）を含め，歯をぶつけたことが原因となる症状がある場合は，歯科医院受診を促しましょう．

乳歯の萌出が進み，離乳がほぼ完了する時期です．それに伴い齲蝕の発生リスクが高まります．子どもの歯磨きに対する意欲を育て，歯磨き習慣につながるようにサポートします．母子健康手帳の活用にも留意しましょう．

2章 乳幼児の口腔健康診査のポイント

3 3歳児の口腔健康診査

基本的な考え方

　3歳児の齲蝕有病率が60％超え，齲蝕治療（形態的回復）に追われていた数十年前と比べると，2016年には3歳児の齲蝕有病率は15.8％に低下しました．乳幼児の口腔健康診査は疾病の早期発見・早期治療を目的としたものから，子どもの口腔全体が健やかに育ち，機能するように，母親をはじめとした保護者を支援することに変わりつつあります．口腔機能発達不全症など齲蝕が減少したからこそ見えてきた新しい問題もあります．

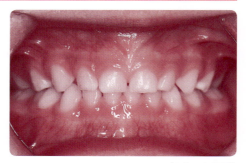

（3歳1か月児）

　3歳は乳歯列がほぼ完成し，咬み合わせも確立する時期です．摂食機能は咀嚼筋の発達とも関連して，成人とほぼ同様の硬さや弾性のあるものが食べられるようになり，嚥下機能も乳児型から成人型に発達します．また，ことばの発達では，模倣から話文構造が確立されコミュニケーションがとれるようになり，身体・精神両面で保護者から分離を始める時期です（第一反抗期）．一方，発育上の個人差もすこしずつ現れる時期で，咬み合わせや食べ方，指しゃぶり，発語などについて保護者は周囲の子どもと比べて不安を抱くことも多いため，子育て支援的な対応も欠くことのできないものです．

　健康診査では，成長発達過程を念頭においた判断が大切です．受診時の状況だけでなく，1歳6か月児健診の内容やその後の成育状態なども，母子健康手帳を活用して把握し，口と全身の健康につながる生活習慣を子どもや保護者とともに考え，それぞれの家庭の事情に配慮した対応を心がけます．

この時期にみておきたいこと
- 食事・間食の時間やリズムは？
- 指しゃぶり，おしゃぶりの継続状況は？
- 歯磨き，仕上げ磨きの習慣は？
- 歯ならび，咬み合わせは？
- 上唇小帯，舌小帯の状態は？

歯肉・粘膜の状態

乳歯がすべて生え、乳歯列ならびに乳歯咬合が完成する時期です。成長と発達は示すもののおよそ6歳まで歯の生えかわりがないため、健康な歯と歯肉の状態を維持していく必要があります。そのためには、保護者によるていねいな歯口清掃が必要になります。特に乳歯は歯頸部の狭窄が著明なため、歯頸部にプラークが沈着しやすく、清掃不良になると不潔性歯肉炎がみられるようになります。保護者には歯肉も含めた清掃を指導します。

また、この時期には、舌小帯の問題が発音（とくにラ行）への影響として浮上することが多くなります。発音やそのほかの舌の機能を把握するためには、歯科医院での経過観察が重要です。舌を前に突出させて、舌の先が尖った状態にな

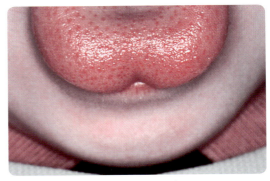

図1　舌小帯の異常（3歳4か月児）

らず、逆ハート型になる状態（図1）であれば、舌小帯の手術が検討されます。発音を含めた機能面も考慮して、小児歯科専門医への受診を促しましょう。

口の機能の状態

この時期は乳歯が生えそろうことによって大人の食事に近いものが摂れるようになります。「食べ方がおかしくないか」「家族と同じものを食べられているか」などの問診から口の機能をみることができます。

乳児期や幼児期前半（離乳期）に獲得したさまざまな口の機能をさらにうまくつかうために練習をしていく時期なので、食べることや話すことを積極的に行おうとする意欲を育てることも大切です。口の機能の問題は育児不安につながることが多いので、不安を起こさせないように配慮してアドバイスをしましょう。

全身の運動機能の発達からみると、箸が使えるようになるのはこの時期からです。ただし、これも日を追うごとにうまくなるというものではないため、目安程度に気長に構えられるようなアドバイスをします。

発語に関しては構音の学習が急速に進み、発音がはっきりしてきて、さらに発語が盛んになります。正しい話文構造が確立する時期で、3歳では日本語の全子音の約80％が学習され、ことばの理解も1,500語程度になります。

歯ならび・咬み合わせの状態

3歳児健診のころには，第二乳臼歯の萌出が完了し，合計20本のすべての乳歯が生えそろいます．歯が生えてこないことを保護者が気にしている場合は萌出には個人差があることを説明し，必要があればエックス線検査を行って先天性欠如の可能性を評価することになります．このころの歯ならびは顎骨がまだ小さいために隙間が少ない一方で，極端な叢生がみられることもあまり多くありません．もし叢生がみられる場合はこれからの成長を注意深く観察していくことを説明します．

咬み合わせに関しては，切端咬合や過蓋咬合，反対咬合などがみられることがありますが，機能的なものも多いことから，かかりつけ歯科医をみつけて必要なアドバイスや対応を受けられるよう勧めます．またこの時期から指しゃぶりなどの口腔習癖の影響により開咬などの歯列不正が生じはじめる子どももいますが，同様にかかりつけ歯科医への受診を勧めるとよいでしょう．

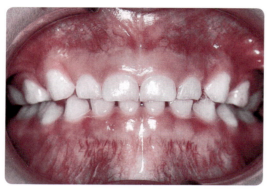

図2 3歳3か月児の歯ならび

歯の状態

3歳ごろはこれまでの時期と比較して，齲蝕の発症が増えてくる時期です．齲蝕になりやすいのは，上顎乳前歯，乳臼歯の咬合面，歯と歯肉の境目です（図3）．そのため，健診では，歯と歯肉の境目の白濁などの初期齲蝕を発見することが大切です．乳歯の齲蝕は進行が早く，歯髄炎に移行しやすいため，かかりつけ歯科医への早めの受診を勧めます．

さらに，乳歯の齲蝕は生活環境因子との関連が強いため，家庭での生活習慣の改善が大事であることを保護者に理解してもらう必要があります．子ども自身の歯磨き習慣の確立と保護者の仕上げ磨き，甘味飲食物の摂取のしかた・回数などについても指導するとよいでしょう．

適切な歯磨き習慣と食生活習慣の確立により齲蝕の発生・進行を防ぐことができます．

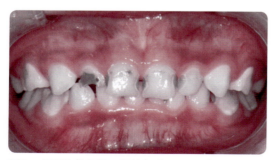

図3 上顎乳前歯部の齲蝕（3歳1か月児）

●● 口腔環境

摂取する食品の種類と回数が増加するため，プラークが付きやすくなります．しかしながら，コミュニケーション能力が発達し，手先も器用になるので，規則正しい食事・間食の習慣や歯磨き習慣を身につけることが可能となります．毎食後に子ども自身に歯を磨かせ，夕食後には保護者がていねいに仕上げ磨きをすることを勧めましょう．ときどき，プラーク染め出し液を使って磨けているかチェックすることも有効です（図4）．

口の中に長く甘味飲料がある状態，口の中を酸性にし，細菌の繁殖を促します．そのため，間食の回数は2回以下とし，お菓子ばかりでなく，果物，乳製品，いも類などを組み合わせ，飲みものはお茶や牛乳が好ましいこと，だらだらと長時間食べないことを助言します．

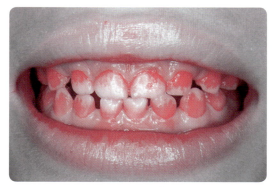

図4　染め出し液を使うことでプラークの付着場所がよくわかる（3歳2か月児）

唾液の分泌量は，これから増加していく時期です．唾液は口の中を清潔で健康に保ち，歯を齲蝕から守るため，よく噛んで食べる習慣を育て，唾液腺を発育させることも大切であることを伝えてください．

●● その他

歯の萌出時期は個人によって幅がありますので，この時期に第二乳臼歯が生えていないのは一概に異常とはいえませんが，対側の同名歯が生えているにもかかわらず，片側だけ歯が生えていないのは，何らかの原因で萌出が障害されている可能性があります．また，外傷や齲蝕の既往がないにもかかわらず，生えていた歯が1～4歳児で早期脱落している場合は保護者も気づいていない全身的な遺伝性疾患が背後にあることがありますので，小児歯科専門医や小児科医師に紹介してください．

1～2歳に続き，この時期も口腔領域への外傷がよくみられます．1～2本の乳歯（特に乳切歯）が変色（褐色，灰色あるいは黒色）をきたしている場合は，過去に歯をぶつけたことがないかを保護者に尋ねてください．このような状況は永久歯の発育に影響があることを説明し，歯科医院受診を促しましょう．ただし，必要以上に不安を与えないように配慮しましょう．

乳歯列は安定期にありますが，形態だけでなく，口腔機能発達不全や習癖の咬合への影響などの機能発達を見守ります．子どもたちが「自分の口の健康は自分で獲得する」というヘルスプロモーション意識をもてるようアドバイスします．

4 4～5歳児の口腔健康診査

基本的な考え方

　第一反抗期（自我の芽生え）を過ぎて4～5歳の幼児期後半になると，情動（エモーション）といわれる心の発達が顕著になり，保育園・幼稚園などの集団生活の経験から社会性が芽生えます．社会性の発達に伴い，友だちとのグループ遊びをとおして協調性が育まれ，自己抑制ができるようになる反面，保護者の目から離れて行動することも増えてきます．

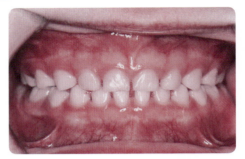

（4歳5か月児）

　食習慣や歯磨きなどに対して子どもの自覚を育てることは重要ですが，まだ子ども自身のケアのスキルは高くないため，仕上げ磨きの習慣など保護者の助けが必要です．保護者の子育ての悩みも多岐にわたるようになり，口の健康だけに注意を払うわけにはいきません．大切なことは，幼児期前半に覚えた生活習慣が身につく環境をすこしでも整えてあげることです．

　この時期はすべての乳歯が生えそろい，咬み合わせは安定期にありますが，隣接面齲蝕が発生しやすくなるなど，齲蝕になりやすい時期ともいわれています．幼児期後半の子どもの思考は直接的であり，「おいしそう！」と思えば，「これはむし歯になるからやめておこう」などと自己抑制的には行動できません．さらに，保護者の目から離れる時間が増えるため，齲蝕になりやすい食品を口に入れる機会も多くなります．保護者には，子どもの口の中を日ごろから「よく見る」ことを習慣づけるようにアドバイスします．

　最近，スマートフォンなどの普及によって，"スマホに子守り"をさせている保護者が見受けられるようになりました．いわゆる"スマホ依存"は，子どもの生活リズムを乱し，体力，視力などの低下などの悪影響がみられることが明らかになりはじめています．過度な使用の有害性を説明し，保護者に自覚を促すようにするとよいでしょう．

この時期にみておきたいこと

- 生活のリズムは？
- 口腔習癖の有無は？
- かかりつけ歯科医の存在は？
- 間食，飲料の内容は？
- 歯と歯の間の齲蝕は？
- 仕上げ磨きの習慣は？

歯肉・粘膜の状態

3歳に引き続きていねいな歯口清掃が重要です．成人のように歯槽骨にまで炎症は波及しないものの，清掃不良による不潔性の歯肉炎はよくみられます．そのため，特に下顎乳臼歯部舌側，上顎乳臼歯部頬側，上顎乳前歯部唇側，下顎乳前歯部では全周にわたって歯肉付近を含めてしっかりと清掃を行う必要があります．

子どもによっては下顎乳前歯部に歯石の沈着がみられますが，これを放置すると歯肉炎が進行してしまいます．歯科医院での定期的な管理（齲蝕の検査と処置，歯石の除去，歯口清掃およびその指導）を勧めるとよいでしょう．

齲蝕の進行や外傷の予後不良により歯肉膿瘍（図1）が起こった場合，放置すると歯の保存

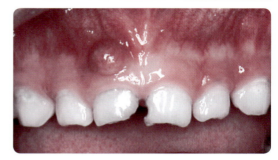

図1　歯肉膿瘍（4歳10か月児）

が難しくなり，さらに後継永久歯にも石灰化不全や萌出位置の異常などの影響が出てしまいます．これらの所見をみつけた場合は，歯科医院へのすみやかな受診を勧めます．

口の機能の状態

咀嚼という行為は，①食物のとり込み，②噛みつぶし・すりつぶし，③唾液との混ぜ合わせ，④食塊の後方への移送，⑤嚥下，と続きます．この時期の子どもは，咀嚼能力は大人に比べてまだ劣っているものの，咀嚼から嚥下までの行動は大人と変わりなくできるようになっています．

しかし，この時期になっても，「ためる，噛まない，丸のみ，食べこぼし」など，食べ方のトラブルを訴えてくる保護者が少なくありません．そのような場合，食事環境に問題がないか，口の機能の発達に問題がないか，一連の咀嚼行為のなかでどの段階に問題があるのかを見極める必要があります（p.66 参照）．

臨床上，比較的多いのは嚥下の問題であり，その場合は，食事中に口唇を閉じて咀嚼や嚥下ができているか，唾液の嚥下時に舌が上下の乳前歯の間から出ていないかなどを観察します．

発音や発語に関しては，1,500〜2,000語を理解し，「いつ」「なぜ」などの質問もわかってきます．4〜6語文を話せるようになり，発音も次第に流暢になります．

歯ならび・咬み合わせの状態

4〜5歳児は乳歯の萌出は完了し，永久歯の萌出を準備している時期にあたるため，歯ならびや咬み合わせに大きな変化は認められません．3歳児に比べると顎骨の成長に伴って歯と歯の隙間が目立つようになってきます．保護者に対しては歯と歯の隙間は成長空隙（図2）といって永久歯が並ぶ際に必要なものであることを説明します．

また，第一大臼歯の萌出準備にあたり，第一乳臼歯と第二乳臼歯のコンタクトが強くなり歯と歯の間にものが詰まりやすくなるため，デンタルフロスによる清掃を勧めます．

咬み合わせについてはそれまでの口腔習癖の固定化や遺伝的な影響により，異常が顕在化してきます．たとえば指しゃぶりなどの口腔習癖がある場合，開咬がみられることがあります．一度身についた習癖の除去や歯列の改善に関しては，小児歯科専門医を受診して必要なアドバイスや対応を受けるように勧奨します．遺伝的な咬み合わせの異常がみられる場合も小児歯科専門医あるいは矯正専門医を受診するよう勧めます．

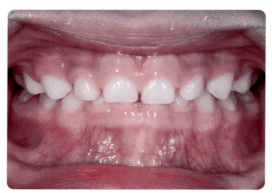

図2　成長空隙が生じた歯列（4歳8か月児）

歯の状態

この時期は，子どもが保護者の目から離れて行動することも増加し，齲蝕になりやすいものを食べる機会も増え，齲蝕が増えてくる時期です．これまでは，唇側面や咬合面にできていた齲蝕が乳臼歯部の隣接面に増えてきます（図3）．隣接面の齲蝕はエックス線写真でなければわかりにくい場合もあり，保護者は気づかないことも多いため，歯科医院での定期健診が必要であることを理解してもらう必要があります．

これから永久前歯や第一大臼歯が生えてくる重要な時期です．保護者が「永久歯への生えかわりを待てばよい」という考えから，齲蝕になってしまった乳歯をそのままにしていることもあります．齲蝕のない口腔を保つことが，新しく生えてくる永久歯の齲蝕を防ぐことにつながることを理解してもらうことが大切です．

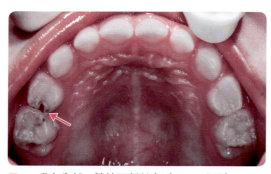

図3　乳臼歯部の隣接面齲蝕（4歳10か月児）

口腔環境

一人でできることが増え，指示すれば乳臼歯のプラークを上手に落とせるようになります．また，うがいができるようになるため，小児用の950ppmフッ化物配合歯磨剤の使用を勧めてください．ただし，保護者による夕食後の仕上げ磨きは引きつづき必要で，乳臼歯部の歯間部に齲蝕ができる時期なので，デンタルフロスでときどき清掃することも重要です（図4）．

唾液流量が増加して5歳には成人の約2倍となるため，歯口清掃効果は向上しますが，この時期は甘味飲食物を摂取する機会が多くなるため，プラーク除去の不十分さが重なると，唾液の予防効果を上回って齲蝕が増えてきます．そのため，この時期の間食は1回以下にし，飲料は水，お茶，牛乳にすることをアドバイスしてください．

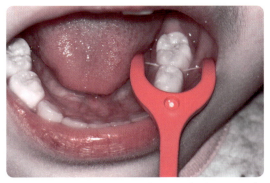

図4　歯と歯の間はフロスで清掃する（5歳1か月児）

すでに齲蝕や処置歯がある場合，家庭での口腔ケアのみで齲蝕になりやすい口腔環境を改善することは困難です．間もなく生える永久歯を齲蝕にしないために，定期的に歯科医院での齲蝕予防支援を受けるよう勧めてください．

その他

4～5歳に至ってまだ生えていない乳歯は，何らかの原因で萌出が障害されていると考えられます．咬合平面に達していない乳臼歯は歯根が歯槽骨と骨性癒着を起こしていることが多く，いずれにしても歯科医院受診を促しましょう．

この時期の子どもたちは運動能力が発達し，5歳児ではすべての運動が分化し終わるのですが，能力的には未熟であり，個人差も大きく，転倒などにより口や歯の外傷を被ることは少なからずあります．健診時に歯の変色や動揺を認めた場合には，保護者に外傷の既往を聞いてください．ただし，5歳児では中切歯が交換期で動揺している小児もいますので，注意が必要です．口や歯の外傷を体験している子どもでは再度同じような事故にあうことも多く，保護者にそのときの対応を説明しておくことも大切です．

乳歯列が完成し，齲蝕以外にも歯肉炎，歯の先天欠如や咬合異常などが明確になってきます．母子健康手帳を活用して，1歳6か月児健診の状況やその後の生育状態を把握し，家庭事情などにも配慮した対応を心がけます．

〈2章「口腔健康診査のポイント」執筆者〉
藤原　卓（長崎大学　生命医科学域（歯学系）小児歯科学分野），八若保孝（北海道大学大学院歯学研究院　口腔機能学分野　小児・障害者歯科学教室），森川和政（岩手医科大学歯学部　口腔保健育成学講座　小児歯科学・障害者歯科学分野），星野倫範（明海大学歯学部　形態機能成育学講座　口腔小児科学分野），仲野道代（岡山大学大学院　医歯薬学総合研究科　小児歯科学分野），有田憲司（大阪歯科大学歯学部　小児歯科学講座），新谷誠康（東京歯科大学　小児歯科学講座）

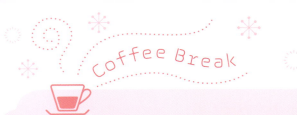

子育て情報の集め方
～インターネットの上手な利用

　現在，子育て情報を得るためにインターネット検索やSNSが多く利用されています．インターネットは便利な反面，誰でも簡単に発信できるので真偽が定かでない情報も多数掲載されています．そのため，安心するために調べたのに，明らかに誤った情報に惑わされてかえって不安になった経験をもつ保護者も少なくありません．医療関係者は誤った情報や不安を受け止めたうえで，エビデンスに基づいた正しい情報を伝え，適切なアドバイスをすることが求められています．

　保護者から子どもの歯や口に関する心配ごとを相談された場合には，日本小児歯科学会のホームページ（http://www.jspd.or.jp/）をご紹介ください．年齢に応じた歯や口に関する質問とそれに対する専門家からの回答が掲載されています．一般的に社会的に認められた団体が発した情報は，専門家による精査を受けているため信頼度が高く，安心して利用できると考えられます．上記のほかには，厚生労働省，日本歯科医師会，日本歯科医学会，日本学校歯科医会や各専門学会などのホームページを必要に応じてご活用ください．

　また，メディアリテラシー（テレビやインターネット，新聞などの各種メディアを主体的に適切に使用する能力）を養うことも大切です．インターネットを子育てより優先したり，インターネットに振り回されたりしないようにすることです．「親がスマホに夢中になっていて子どもを見ていない」という状況も散見されますが，アメリカ小児科学会は「大人は子どもと遊ぶとき，食事中，寝室では電子メディアを使わない」と提言しています．さらには，子育て情報の収集についてはインターネット検索のような電子メディアに頼るのではなく，実際の対人関係のなかで得ることも大切です．そのためには，医療者側も子育て中の方が気軽に歯や口に関することを相談できる環境をつくり，定期的に通院する子どもの普段の生活や身体全体のことを把握して，より適切なアドバイスができるようにすることを心がけたいものです．

　このように専門職としてエビデンスや子どもの多様性に基づいた正しい情報を伝えることが，よりよい子育て支援につながります．

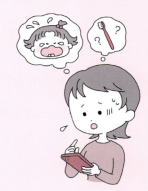

浜野美幸（東京都大田区・千葉歯科医院）

歯ブラシによる事故

　乳幼児における歯ブラシによる事故（のどつきなど）は，平成23～27年までの5年間の東京消防庁救急搬送数に限っても約40件が報告されており，減少傾向にはありません．また，医療情報ネットワークの情報等受診事例によれば，その80％以上が1～3歳前半の乳幼児が占めています．東京都による調査では，「歯ブラシによる事故が起きていることは知っている」と答えた親の割合は90.6％に達しています．つまり，知ってはいるものの事故が起きているということです．

　この現状を改善するべく，平成28年度東京都商品等安全対策協議会において「子どもに対する歯ブラシの安全対策」についての多職種による話し合いが行われました．このような事故を防ぐためには，従前より保護者の見守りが大切といわれていましたが，それだけでは事故は防げず，関係者が各々の立場から安全対策に取り組むことにより，事故防止につながるとの提言がなされました．この協議会から東京都に提出された具体的な提言では，歯ブラシという道具そのものの安全対策の強化なども求められました[2]．

　私たち歯科界が関与できることは啓発であり，歯ブラシを安全に使用してもらうための情報提供を行わなければなりません．乳幼児健診はそのためのよい機会となると考えられ，歯科医院における啓発活動のほか，一般向け公開講座の際の声がけ，リーフレット（図）の配布なども有効であると考えます．

早川　龍（東京都板橋区・早川歯科医院）

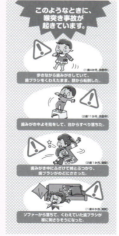
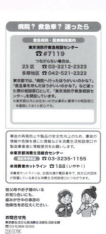
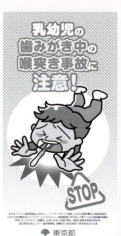

図　東京都による歯ブラシ事故の啓発リーフレット[3]

3章 妊婦の口腔健康診査のポイント

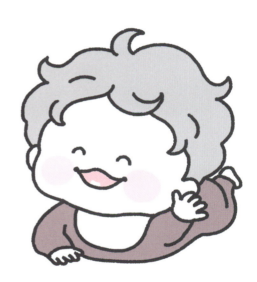

　この章では，妊婦の健診のポイントや歯科治療での注意点を紹介します．親子の健やかな口腔を育むための大切な時期ですので，的確なアドバイスを心がけましょう．

Chapter 3

3章 妊婦の口腔健康診査のポイント

妊婦の口腔健康診査のポイント

●● 基本的な考え方

妊娠期は大きく「初期・中期・後期」に分けられます（表）．妊婦歯科健診は多くの自治体で行われており，いわゆる妊娠安定期といわれる中期（16週〜27週）のうち特に勧められている20週まであたりに歯科を受診する妊婦が多いと思われます．

心身ともに変化する妊娠期は，体調も妊婦によって異なります．たとえば妊娠中期になっても初期にみられる「つわり」のような症状が続いている方もいます．また，頻尿になりトイレが近くなる，動悸が多くなるなど妊婦それぞれで状態が異なりますので，注意と配慮が必要です．

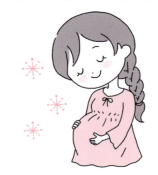

表　妊娠期と薬剤服用の危険度評価[1]

区分	初期			中期			後期〜末期		
月数	2か月	3か月	4か月	5か月	6か月	7か月	8か月	9か月	10か月
週数	4 5 6 7	8 9 10 11	12 13 14 15	16〜19	20〜23	24〜27	28〜31	32〜35	36〜39
最終月経初日からの日数	28〜55	56〜83	84〜111	112〜195			196〜279		
薬の影響度	絶対過敏期（85〜112）	相対過敏期（28〜50）	比較過敏期（51〜84）	潜在過敏期（113〜出産日まで）					
胎児の発育	器官の形成			身体の成長，機能的発達					
備考	胎児の外形や臓器がつくられる時期　特に2か月目が重要．薬の服用は慎重に			奇形の心配はほぼなくなる．ただし，薬によっては，胎児の成長に悪い影響を及ぼすことがある　特に後期から末期は要注意					

この時期にみておきたいこと

- 母子健康手帳を必ず確認し，通院している産科や妊婦の体調含め背景など多くの情報を得る
- 妊娠期は体調の変化が大きいので，診察時間には余裕をもって対応する
- 妊娠期特有の口腔内の変化が現れるので，口腔ケアの重要性を指導・支援する
- 妊婦自身だけでなく生まれてくる子ども，家族にもつながる口腔保健の指導が大切
- 歯科診療時の体勢は仰臥位なので，「仰臥位低血圧症候群」に注意する

●● 母子健康手帳は必ず確認を,そして健診結果は記すこと

　歯科受診の際には母子健康手帳を持参してもらい,妊婦の状況などを必ず把握します.新しい生命を宿している妊娠期は,健康の重要性を再認識するよい機会なので,中・重度の歯周病と早産・低体重児出産との関係についてもふれて,口腔の健康について妊婦自身だけでなく家族(特に生まれてくる子ども)にもつながるように指導・支援して,妊娠期の口腔ケアの重要性を説明します.

　母子健康手帳は平成24年(2012年)に改訂され,「妊娠中と産後の歯の状態」のページの下部に「※むし歯や歯周病などの病気は妊娠中に悪くなりやすいものです.歯周病は早産等の原因となることがあるので注意し,歯科医師に相談しましょう」という文章が記載されました(図1).このページに健診結果を記録し,妊婦自身にも確認してもらうことが大切です.ときどき,妊婦歯科健診を受けたのに記載がない場合があります.この記録は子どもが歯科を受診

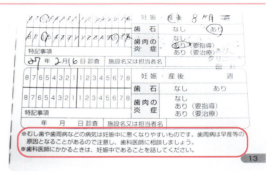

図1　改訂された母子健康手帳に新たに記載された項目(赤枠内)

した際に,母親の妊娠期の口腔内環境を知ることができる貴重な情報源となり,親子の口腔健康への指導や支援におおいに役立つので,記録することを忘れないようにしましょう.

　母子健康手帳には通院している産科だけでなく,妊婦の体調や妊娠・出産に対する想いなど多くの情報が把握できるので活用します.

●● 妊婦に指導・アドバイスできること,子どもにつなげたいこと

　妊娠期は心身の変化だけでなく,口腔内も変化することを説明します.妊娠すると女性ホルモン(卵胞ホルモンのエストロゲン,黄体ホルモンのプロゲステロン)の分泌が上昇することで唾液が酸性に傾き,「口が乾く」「唾液に粘り気を感じる」「歯や歯肉に違和感がある」などの訴えがよく聞かれます.

　歯磨き習慣があってもつわりがある妊娠初期や体調が不安定なときでは,なかなかていねいに磨けず,食事もしっかりとれないので頻回に摂取するようになり,口腔内はいつも以上に酸性に傾きやすい環境になります.口腔内環境を整えるためにも口腔衛生指導は重要であり,

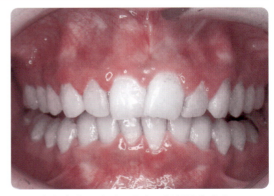

図2　妊娠初期に発症しやすい妊娠性歯肉炎
歯肉に発赤・腫脹がみられる.歯磨きをすると出血しやすい

3章 妊婦の口腔健康診査のポイント

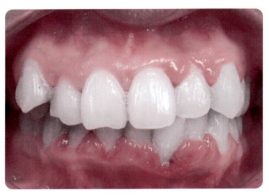

図3 妊娠中期にみられる妊娠性エプーリス
歯肉の有茎性腫脹が特徴．特に前歯部に発症することが多い

個々の状態に応じてアドバイスします．妊娠により嗜好，味覚，嗅覚の変化も起こりやすいので，この点も注意・配慮して指導します．"匂い"が不快な"ニオイ（臭い）"にならないように診療室やスピットンの清掃などに注意してください．

女性ホルモンの影響で発症しやすい妊娠初期の「妊娠性歯肉炎」（図2）や，発症頻度は低いものの妊娠中期にみられる「妊娠性エプーリス」（図3）は，出産後には自然に消失，改善するものです．しかし，妊娠期に歯磨きを意識して行うことで悪化を予防し，改善できる場合も多くみられます．また，歯石除去やプロフェッショナルケアを行うことで改善することもあり，妊婦に歯科受診を勧めるよい機会となります．

歯ブラシはヘッドの幅が細めのものを勧め，智歯など奥のほうを磨く際に気持ちが悪くなるようならば，子どもの仕上げ磨きに使用する小さなヘッドの歯ブラシを併用することを勧めるとよいでしょう．歯磨剤は妊婦が気持ち悪くならずにリフレッシュできるならば使用を勧めます．まれにミント系の歯磨剤が苦手になる妊婦もいるので，少量のみブラシに付けるアドバイスやミントフレーバー以外を勧めることもよいと思います．これはデンタルリンスにも同様です．

口腔衛生指導として，個々の妊婦に適した歯磨き方法を指導することで，妊娠期だけでなく出産後もその歯磨きが維持されることでしょう．そのことが，子どもへの齲蝕原因菌や歯周病原性細菌の伝播予防にもつながることをアドバイスして，妊娠期の口腔ケアに対するモチベーションを高めることも大切です．

また，指導の際に，胎児の歯の形成，石灰化にプラスとなる栄養（タンパク質，カルシウム，リン，ビタミンA・C・D）の摂取を勧め，葉酸，ヘム鉄を含めた食事指導を行うことも大切です．

※日本小児歯科学会のホームページ（http://www.jspd.or.jp/）より，「妊産婦用歯科リーフレット」「プレママのデンタルケアリーフレット」がダウンロードできますので活用してください．

●● 妊婦の歯科治療は……

現代は歯科治療に関する情報もインターネットなどから数多く検索できます．働く妊婦も多く，高齢出産も増加しており，忙しい毎日のなかでいろいろなことに慎重になると思います．必要な歯科治療は安定期といわれる妊娠中期に終えておくことが，妊婦にとっても安心で望ましいといわれていますが，妊婦の生活背景や心情もあり，また妊婦自身が歯科治療を希望しても家族が反対する場合もありますので，理解・納得してもらえるように説明をすることが大切です．

妊婦中期以降や多胎の方はお腹が膨らみ，動作も緩慢となるので，診察室への誘導は急がせないように配慮します．診療台（ユニット）を

操作するときは，一度に動かさずに妊婦の様子を見ながら定位置まで2〜3回に分けて行うとよいでしょう．また，歯科診療時の仰向け体勢は「仰臥位低血圧症候群」（図4）を発症しやすいので注意が必要です[4]．

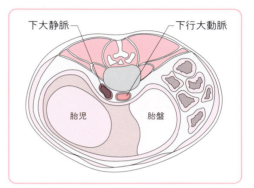

仰臥位低血圧症候群
- 発症頻度は0.5〜11.2%と幅があり，90%が無症状で，初産婦より経産婦に多いといわれている
- 仰臥位になったとき，脊椎の右側にある下肢の中心静脈である下大静脈が，大きくなった子宮に圧迫され（右図），心拍出量の低下を招き，低血圧を伴う循環器障害から低酸素状態，めまい，心悸亢進などが起こる状態になる
- 左側に体位変換を行うことで症状が緩和，消失するが，改善・回復しないときは，かかりつけの産科と連携をとる（そのためにも事前に母子健康手帳を確認しておく）
- 多胎などでお腹が大きい，また妊娠後期の妊婦の場合は，あらかじめ右側臀部下にバスタオルなどを入れて，症状出現時にはすぐ左側へ体位変換できるようにしておくとよい

▲第4腰椎部における妊娠36週妊婦の横断面

図4　仰臥位低血圧症候群

出産後の子どもへとつながるように

妊娠期に改めて口腔健康の大切さを認識して，指導を受けた歯磨きの仕方や摂取する飲食内容の管理が，出産後も継続できることが望ましいのですが，出産後は育児に忙しい毎日ですから，ついついおろそかになりがちです．また，出産後に口腔内に何らかの症状が出現しても，歯科受診がなかなかできず悪化する場合もあります．

このような状況の母親を支援するためには，出産後に母子（父親ときには祖父母も）で歯科受診をしてもらえるようなシステムづくりも大切でしょう．歯科医院が窓口となって，親子につながる口腔健康管理の指導・アドバイスをすることが育児支援にもつながるのではないかと思います（図5）．

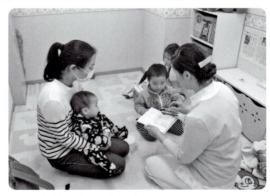

図5　歯科医院での育児支援
子どもの幼少期から歯科受診を勧め，親子で口腔の健康を意識して大切にすることをアドバイスし，それぞれの家庭の生活背景や子どもの成長に応じた指導・支援を行う

藤岡万里（千葉県我孫子市・あびこクリニック　歯科）

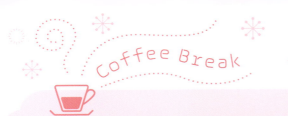

小児の顎関節症

　小児の顎関節症は，学童期に発症しはじめ，年齢とともに増加していきます．自覚症状は比較的少ないですが，単独症状を示す場合が多く，そのなかでも顎関節雑音の発症頻度が高いのが特徴です．

　一方，顎関節症はself-limiting（自己限定的）な疾患であるといわれています．言い換えると，放置していても自然治癒する疾患であるということです．しかし，症状は消退と再発を繰り返すことが多く，増齢とともに症状は固定化します．医療機関を受診する小児の顎関節症患者は成人と同様に女子が多く，自覚症状を感じてから来院までが短期間であるのが特徴です．

　初発症状は顎関節雑音が多いものの，主訴として疼痛を訴えて来院する場合がみられ，疼痛や開口障害はスプリント療法や理学療法など保存的療法でほとんどが改善します．また，小児期は歯列・咬合・顎関節が発育し変化する時期であるため，顎関節症の発症は歯列・咬合の生理的変化に関連しているケースもあり，小児の成長・発達に十分配慮しなければいけません．

　顎関節症の管理としては，患児と保護者に診断内容とその根拠をよく説明し，各治療法（治療をしないことを含む）の利点・欠点を説明します．さらに，日常生活における注意事項として，食事の改善，ブラキシズムの予防，歯の接触癖の管理，理学療法としてマッサージや温罨法（おんあんぽう）などの個別のセルフケアプログラムの必要性を強調します．早期の症状に対する的確な管理を行うことが重要です．

苅部洋行（日本歯科大学　生命歯学部　小児歯科学講座）

4章 特別な支援を必要とする子どもたち

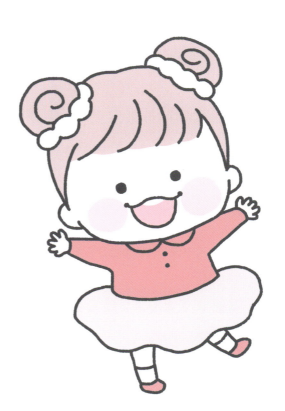

　障害児・有病児の口腔保健（口の健康管理）には，それぞれの子どもの身体や生活に関する情報と保護者の理解・協力が不可欠です．子どもに関する情報の収集には，障害や疾患についての正しい知識をもとに，保護者の心理状態を理解したうえでの適切な対応が必要であり，これを行うことができれば，その後の協力も得やすくなります．

　この章では，障害児・有病児によくみられる歯科的問題を整理し，対応法や保護者へのアドバイスを含めてまとめました．

4章 特別な支援を必要とする子どもたち

1 障害児・有病児への対応

① 健診における障害児・有病児の捉え方

Keywords ●歯科口腔保健法 ●障害者差別解消法 ●障害の受容

1 健診における障害児・有病児の捉え方

　まずはじめに，健診者の心のバリアを取り除く必要があります．障害児でも有病児でも，「子ども」であることを念頭におきましょう．そうすれば，「口腔内が汚れている」「歯がまだ生えていない」などの歯科的所見に容易にたどり着くと思います．また，障害児・有病児の保護者は，子どもの障害や疾病ゆえに医療機関に慣れていることも多いものです．工夫してほしい診察体位やモニター等，きちんと前もって保護者とコミュニケーションをとり情報収集しておくことも大切です．信頼関係づくりがまずは第一歩です．

2 障害児をとりまく社会の変化

　昭和22年（1947年）の児童福祉法の制定から，障害児をとりまく多くの法律が制定されました（表）．特に，平成23年（2011年）に制定された「歯科口腔保健法（歯科口腔保健の推進に関する法律）」では，障害児・者への定期的な健診を義務づけており，画期的ともいえます．近年では，国連の「障害者の権利に関する条約」にわが国が批准したことで障害者虐待防止法や障害者差別解消法などが制定されています．特に障害者差別解消法では，本人を無視して保護者等の付き添いの人だけに話しかけることも，不当な差別的扱いとされるため，健診者は注意しなければなりません．

表　障害児・者をとりまく法律

◆児童福祉法（昭和22年）	◆歯科口腔保健法（平成23年）
◆身体障害者福祉法（昭和24年）	◆障害者虐待防止法（平成24年）
◆知的障害者福祉法（昭和30年）	◆障害者の権利に関する条約（平成26年）
◆障害者基本法（昭和45年）	◆障害者総合支援法（平成26年）
◆発達障害者支援法（平成17年）	◆障害者差別解消法（平成28年）
◆障害者自立支援法（平成18年）	

3 子どもの障害や疾患を認識している保護者への対応

　障害児・有病児の保護者は，自分の子どもの障害や疾病を主治医からの説明により理解していますが，受容しているとは限りません．図は先天性の障害のある子どもが生まれたときの親にみられる反応とその時間的経過を示します[1]．第1子なのか第2子以降なのか等の状況によっても受容期間は変わってきますが，どの時期にせよ，保護者の心理状態に最大限に配慮することが必要です．特に健診では，入室時の保護者の表情に注目することが大きな情報となり得ます．

4 子どもに障害や疾患があるのではないかと不安な状態の保護者への対応

　自閉スペクトラム症のように，確定診断が成長を待たないと得られないものもあり，健診者に疑問をぶつけてくることは多くあります．口腔顔面領域の疾患であれば，私たち歯科医師が責任をもって診断する必要がありますが，精神をはじめとする全身の障害・疾患に関する確定診断は，小児科医などの他科の領域です．

　経験の多い歯科医療関係者であれば，「あれっ，この子は？」と気づくこともあるでしょう．その場合でも，「お口には問題がないので，小児科に相談されてはいかがですか？」とさりげなく小児科を紹介し，「〇〇の疑いがあります」等の疑念を抱かせる発言は注意すべきです．医療連携の時代だからこそ，しっかりと地域連携のうえで対応することが重要です．

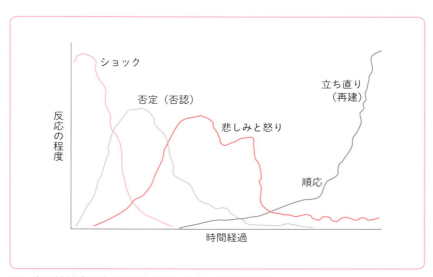

図　先天性障害のある子どもの親にみられる受容過程

4章 特別な支援を必要とする子どもたち

相談・面接の際に注意すべきこと

1. **話しやすい雰囲気づくりをする**

   やさしい態度で接し,まずは話をよく聞きます.相手の状況を受容し,信頼関係の確立に努めます.

2. **話の内容を周囲の人に聞かれないように配慮する**

   保護者が気兼ねなく自然に話ができるような環境を整えます.

3. **保護者の心理状態を考慮した言動や接し方をする**

4. **時間をかけて,ていねいに相談・面接を行う**

   最初はすこし時間をかけて,聞き役になることが大切です.そうすることで保護者との信頼関係を築くことができ,必要な情報も得やすくなります.

5. **母子健康手帳などを参考にする**

   母子健康手帳には重要な事項が記載されているので,事前に目を通すことで保護者が話しにくいことや気がつかない情報も得られます.

弘中祥司(昭和大学歯学部 スペシャルニーズ口腔医学講座 口腔衛生学部門)

1 障害児・有病児への対応

② 障害児の歯科的特徴

Keywords ● それぞれの障害の歯科的特徴を理解する

1 それぞれの障害によくみられる歯科的特徴や傾向

1）知的能力障害（精神遅滞）

　知的能力障害（精神遅滞）は疾患名ではなく，一症状であることから，原因疾患によって口腔内所見は異なります．一般に口腔衛生状態は不良で，齲蝕，歯肉炎に罹患しやすく，口腔ケアや治療が難しい場合には重症化する傾向がみられます．

　原因疾患が先天奇形や症候群の場合には，①歯数の異常（先天性欠如），②歯の形成不全，③形態の異常（癒合歯，矮小歯，短根歯など），④萌出時期異常，⑤歯列不正や上下顎骨の発育の不調和による歯列・咬合の異常，⑥口腔周囲筋の低緊張による開口，歯列の開大，流涎などがみられます．

2）ダウン症候群

　ほかの障害と大きく異なる点は，低年齢では齲蝕の発生が比較的少なく，中学生・高校生で歯周疾患が発症する傾向がある点です．

　このほか，①口腔周囲筋の低緊張に伴う口唇閉鎖不全，②巨舌，舌突出，溝状舌，③歯列・咬合の異常〔空隙歯列弓，上顎劣成長，高口蓋（狭口蓋），反対咬合，交叉咬合，開咬など〕，④永久歯の先天欠如，乳歯晩期残存，永久歯萌出遅延，⑤歯の形態異常（矮小歯，円錐歯，短根歯）などがみられます（図）．

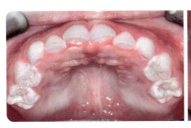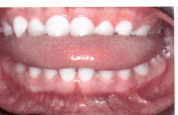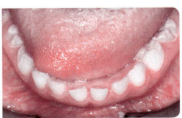

図　ダウン症児の口腔内（6歳11か月）
気管軟化症，先天性心疾患を合併した症例．単純気管切開，経鼻胃管チューブ（EDチューブ）による経管栄養で経口摂取訓練を受けている．齲蝕はなく，口腔衛生状態は良好だが，経口摂取が少ない影響もあり，乳臼歯部小窩裂溝部に歯石の沈着を認める．ダウン症児の特徴である巨舌，舌突出が著明である．乳歯の交換は遅く，乳歯の晩期残存に注意する必要がある（写真提供：東京都立小児総合医療センター・小方清和）

4章 特別な支援を必要とする子どもたち

なお，ダウン症候群の患者さんに対する矯正歯科治療は，国の定める疾患に起因した咬合異常として保険診療の適用が可能です．

3）自閉スペクトラム症（自閉症，広汎性発達障害など）

自閉スペクトラム症特有の口腔所見はみられませんが，感覚過敏やこだわりの強さなどの障害特性に関連して**表**のような所見を示すことがあります．

表 自閉スペクトラム症の障害特性に関連した所見

①齲蝕誘発性の高い飲食物や酸蝕症の原因となる飲食物への固執（不規則な飲食習慣や反芻などにより齲蝕，酸蝕症，歯周疾患が発生しやすくなる）
②口腔ケアや歯科受診が困難なことも多いため歯科疾患が重症化しやすい
③歯ぎしり，異食などの異常習癖による咬耗，磨耗
④自傷行為による口唇の裂傷，歯の破折などの口腔外傷や歯肉退縮

4）脳性麻痺

運動障害の型，重症度により口腔所見は異なりますが，①筋緊張・不随意運動・知的障害などにより口腔ケアや歯科治療が難しい場合には，齲蝕，歯周疾患が発生しやすく，重症化しやすい，②摂食・嚥下機能障害，咀嚼障害，口唇閉鎖不全などの口腔機能障害，③咬耗，④歯肉増殖症（抗痙攣薬：ジフェニルヒダントイン/フェニトインの服用），⑤顎の不随意運動，舌突出，口腔周囲筋の過緊張などによる歯列・咬合異常（上顎前突，狭窄歯列など），⑥てんかん発作，転倒による口腔領域の外傷などがみられます．

2 障害児に共通してみられやすい歯科的特徴

①好ましい歯科保健習慣の定着が困難で歯口清掃が不良な者が多く，齲蝕や歯周疾患に罹患しやすい状況がみられます．歯科受診や治療が困難な場合には重症化しやすい傾向にあります．
②薬物の長期使用が特異的な歯科疾患の発生および増悪の要因となる場合もあります．

福田　理（愛知学院大学歯学部　小児歯科学講座）

1 障害児・有病児への対応

③ 有病児の歯科的特徴

Key words　● 有病児　● 医療的ケア児

　一般に，全身疾患や難治性の疾患があって，かかりつけ医師による治療やサポートを受けている小児を「有病児」とよんでいます．有病児の口の中の状態は，疾患の種類や重症度によってさまざまですが，保護者による口腔衛生管理の良否が大きく影響する場合があります．

1 それぞれの疾患によくみられる歯科的特徴や傾向

1）先天性心疾患

　出生時から保護者が心疾患への対応に追われるため，歯口清掃まで手が回らないことが多く，おやつの管理や歯口清掃を怠っていると齲蝕が多発しやすいと考えられます．
　チアノーゼ性心疾患では，口唇，口腔粘膜，歯肉などが青紫色を示すことがあります．また，号泣すると安静時よりもチアノーゼが顕著になる場合があります．心臓手術により循環動態が改善すると，口唇などのチアノーゼは軽快あるいは消退します．

2）血友病

　ほとんどは男児に発生する疾患で，血液凝固因子の欠乏により，歯肉出血や粘膜部の出血が生じやすいのが特徴です．凝固因子の凝固活性の程度が出血の起こりやすさに関連します．歯ブラシによる歯口清掃によっても出血を生じやすく，止血しにくい場合があるため，注意を要します．動揺のある交換期の乳歯については自然脱落を待つのが一般的です．

3）白血病

　小児では急性リンパ性白血病が多くみられます．急性リンパ性白血病の発症のピークは3歳ごろで，2〜6歳に多く発症します．一方，急性骨髄性白血病はいずれの年齢でもみられます．
　粘膜の点状出血，歯肉出血，歯肉の腫脹や壊死，潰瘍などがみられ，急性期で歯肉出血がみられる場合は，歯ブラシの代わりにスポンジブラシによる歯口清掃が推奨されます．

4）医療的ケア児

　知的能力障害の有無とは関係なく，気管切開や胃瘻処置を受けていて痰の吸引や経管栄養などの医療的介助行為を必要としている小児を「医療的ケア児」といいます（詳細は，p.70〜「在宅で生活する医療的ケア児の口腔保健」参照）．医療的ケア児のなかでも重症児では歯肉炎や歯石の沈着を生じやすくなっています．

2 有病児に共通してみられる歯科的特徴

　保護者が全身疾患への対応で手いっぱいで，口腔内に注意を払う余裕がない場合には歯口清掃が不十分になりやすい傾向があります．また，その状態が続くと齲蝕や歯肉炎を生じやすいので注意が必要です．

　歯科疾患の治療を開始しても，体調不良あるいは全身疾患の治療のための入院や通院で歯科治療が中断されることがあります．中断期間が長いと齲蝕や歯周炎が進行しやすくなります．小児科などで検査や処置を受けるたびに保護者がごほうびとして甘味食品を与えてしまう場合では，多数歯の齲蝕を生じやすいと考えられます（図）．

　有病児については，歯科疾患の予防が特に重要であり，疾患に関連する保護者や家族の日常的な負担や活動の制約を十分に理解したうえで，共感的態度で接しながら歯科疾患予防のための指導を行うことが大切です．また，必要に応じて医科の主治医から病態や治療方針，治療内容等についての情報を求め，かかりつけ歯科医として長期的な管理につなげることも重要です．

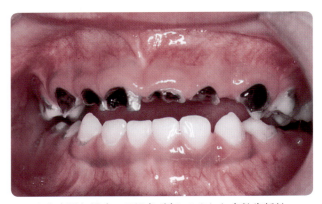

図　心室中隔欠損症の男児（3歳）にみられた多数歯齲蝕

白川哲夫（日本大学歯学部 小児歯科学講座）

2 障害児・有病児の口腔保健

① 障害児の口腔保健

Keywords ● 障害児の歯科保健管理 ● 障害ごとの特徴
● 摂食嚥下障害

1 障害児の歯科保健指導

1）障害児の口腔の問題

　障害児では，障害の原因になっている疾病等が多岐にわたっている場合が多く，口腔領域にもその影響がみられることが少なくありません．障害児の口腔保健の問題を図1[1])に示します．これらの問題に対処するためには，まずは口腔管理の不十分さ，困難さから口腔衛生状態が不良とならないようにすることが重要です．障害が重度になるにしたがって口腔衛生状態は不良になりがちです．それが齲蝕や歯周疾患などの原因となり，ひいては摂食嚥下機能不全を生じ，口腔領域の健康が損なわれることにもつながりかねません．

　障害者に対する歯科医療機関として，従来から都道府県，市区町村，歯科医師会が設置する口腔保健支援センターなどに障害児・者のための歯科治療部門が設置されています．

2）障害の種類と歯科口腔保健管理

　障害児の歯科保健管理を行うに際しては，障害の種類と程度によって口腔衛生状態が著しく異なるという特徴に留意することが不可欠です．たとえば，脳性麻痺で特に緊張が強

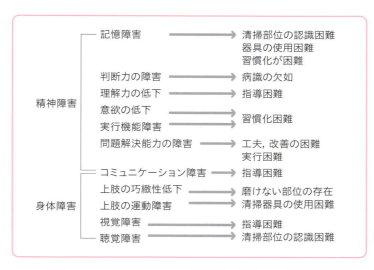

図1　障害児の口腔保健の問題[1)]

いタイプの小児の場合には，開口の困難さから歯口清掃が不十分になりやすいうえに，摂食嚥下機能障害も重度の場合が多いため，自浄作用が低下し，食物残渣が停留しやすくなります．

　また，知的障害児は歯磨きを嫌がるだけではなく，自分で磨く場合でも清潔を意識した歯磨きとならないことが考えられます．特に自分で歯磨きを行う場合は，磨いているだけで周囲が安心してしまい，実際には磨けていないことを見逃してしまいがちです．このように障害が口腔衛生状態と直接関係することも障害児の歯科保健の特徴であり，障害ごとの特徴を理解する必要があります．

2　おもな障害と歯科保健指導の実際

1）脳性麻痺

①口腔管理の問題点

　不随意運動，姿勢の異常，てんかん発作，口腔の過敏，筋の過緊張，反射の亢進などがある場合，日常の歯口清掃が困難なことが多く，齲蝕や歯肉炎のリスクが高くなります．また，多くの脳性麻痺児で嚥下時のむせ，口唇閉鎖不全，逆嚥下*などがみられます．

②口腔診査の留意点

　診査にあたってはなるべく本人が楽な姿勢にして，異常緊張や不随意運動を軽減させるよう配慮します．必要に応じてタオルやクッションを用いて診査時の体位を安定させ，開口しやすい姿勢に保ちます．開口器を使用する場合には，強い食いしばりによる歯の脱臼や破折，歯肉や頬粘膜の損傷を生じないよう留意する必要があります．

③保護者への指導の要点

　食事を経口摂取できるかどうかで歯口清掃のポイントが変わってきます．経管栄養や経胃瘻栄養の場合，食物残渣はなくプラークもあまり付着していませんから，歯磨きは口腔の過敏を除去することと歯肉炎の予防に重点をおいて行います．口腔ケアに対する経験不足や過敏により拒否行動がみられる場合は，歯ブラシの使用ははじめは短時間にし，徐々に時間を延ばしていくよう保護者に指導します．

　経口で食物摂取が可能な場合は，食物残渣やプラークの除去に注意を払う必要があります．乳歯の萌出後間もない時期では，ガーゼやカット綿などによる歯面清掃や口腔への刺激も効果が期待できます．この時期の歯ブラシは毛の軟らかいものを使用するよう指導します．

2）知的能力障害（精神遅滞）

①口腔管理の問題点

　知的能力障害は，知的発達に明らかな遅れがあり，適応行動の障害を伴うものの総称で

---

*逆嚥下：乳児様嚥下ともよばれ，口を大きく開けて舌を突き出すような嚥下動作のことをいう．

す．人口の約1%にみられるとされていますが，乳幼児期には障害の程度の正確な判定は困難で，知的発達の遅れが比較的軽度な場合は，保護者がそのことに気づいていないことも珍しくありません．食生活の管理が難しいことが多く，甘味食品の摂取制限が十分に行えなかったり，歯口清掃が不十分な場合には低年齢期から齲蝕や歯肉炎が多発する傾向があります．

②口腔診査の留意点

知的能力障害の程度には個人差があり，重度の場合には口腔診査は一般に困難で，身体的抑制下での診査を余儀なくされることがあります．多くの場合，開口器具が必要になります．一方，軽度の場合は成長とともに歯科治療への協力が得やすくなるため，本人に話しかけるなどしてコミュニケーションの確立と発達レベルの把握に努め，身体抑制下での診査はできるだけ避けることが大切です．

③保護者への指導の要点

知的能力障害のある小児の多くは，口腔周囲を触られたり器具を口の中に入れられることを嫌がります．しかし，齲蝕や歯周病を防ぐために，早い時期に歯磨きの習慣づけを行うことが大切です．そのためには，保護者に対してそれぞれの小児の発達レベルや口腔内の状態に合った歯口清掃方法を指導する必要があります．歯磨きを楽しく習慣づけられるように，なるべく強引な方法を避けて不快感を与えないように工夫することも重要です．重度の知的能力障害があり理解力が著しく低い場合にも，遊びを取り入れるなどして根気よく歯口清掃を継続する必要があります．

3) 自閉スペクトラム症

①口腔管理の問題点

自閉スペクトラム症は広汎性発達障害に含まれ，1,000人に対し2〜3人の割合でみられます．3歳くらいまでに症状が現われ，多くは知的能力障害を伴っています．てんかんを合併していることもあります．自閉スペクトラム症特有の口腔所見はありませんが，痛みや不快感を適切に訴えることができず，疾患への対応が遅れる場合があります．また，こだわりが強いことや，偏食，歯口清掃の不良により，齲蝕や歯周病が増悪することがあります．

②口腔診査の留意点

自閉スペクトラム症の特徴として，相互的社会関係の障害，コミュニケーションの障害，限局した反復的な行動などが挙げられます．新しい環境への適応能力が低く，自分の周りで起こっていることが理解できないため，診察室への入室を拒むことがしばしばあります．また，入室できたとしても，慣れるまでの間は自ら開口することはあまり期待できません．

口腔診査を行う際の留意点は，基本的に知的能力障害の子どもに対するものと同じで，環境に慣れることに重きをおき，身体抑制下での診査はなるべく避けることが重要です．診査に先立って歯ブラシによる歯磨きを行うことで，診査に対する警戒心や恐怖心を軽減できます．

③保護者への指導の要点

自閉スペクトラム症児の多くは口腔周囲を触られることを嫌がりますが，歯ブラシにつ

いては比較的受け入れやすいようです．早い時期に歯磨きの習慣づけを行うよう指導します．そのためのアプローチとして歯磨きの手順を示す絵カードなどによって視覚的に理解を促すことも有効とされています（図2）．また，食生活については，甘味食品の摂取制限に加えて，睡眠リズムの乱れなどによって深夜の食事摂取が日常化することのないよう指導します．

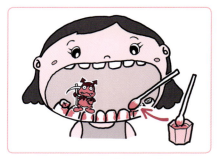

図2　絵カードの一例（染め出し）

3 摂食嚥下障害に対する指導

　小児の摂食嚥下障害は，「食べものを認識→捕食→口腔内の処理→嚥下→食道から胃へ運ぶ」というプロセスのうちのどこに問題が生じているか，図3[3)] に示す口腔機能のうちのどの段階まで発達しているかを評価することが大切です．

　しかしながら，口から食べている場合，飲みものや食べものをどのように処理するかを評価する必要があるため，健診の場面では評価することが困難です．ただし，摂食嚥下機能は粗大運動発達（立つ，歩くといった運動の発達）との関連が高いため，自分で歩いている子どもや会話ができる子どもでは，かなり高次の摂食嚥下機能が発揮されていると考えられます．健診で摂食嚥下機能に問題があると評価された場合には，発達療法的なアプローチが行われています．

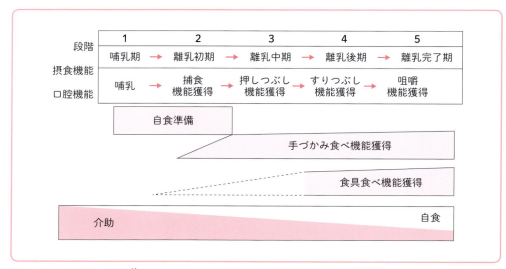

図3　食べる機能の発達[3)]

弘中祥司（昭和大学歯学部　スペシャルニーズ口腔医学講座　口腔衛生学部門）

2 障害児・有病児の口腔保健

② 有病児の口腔保健

Keywords
● 先天性心疾患 ● 感染性心内膜炎 ● 血友病 ● 白血病
● 医科主治医との連携

有病児のなかには，疾患の治療や手術を受ける必要があったなどの理由から，歯科健診を受ける機会を逸した子どもがいます．引き続き医科的ケアが必要となることも多く，必ずしも歯科受診が十分であるとは限りません．しかし，有病児は，感染や出血に対しても特別な配慮が必要であることから，早期から歯科とかかわりをもって，歯と口の疾患予防に努める必要があります．

本稿では，日常臨床で来院する頻度が高い疾患を有する子どもに対する口腔保健について述べます．

1 先天性心疾患の子どもへの対応

先天性心疾患児が歯科を受診する際，すでに診断され，適切な治療を受けていることが多く，泣かせてはいけないとか，チアノーゼが強く低酸素状態になることなどはほとんどありません．心疾患であることに配慮したうえで，通常どおりに診察します．心疾患を有する子どもを家庭のなかで特別に扱うことで，食生活環境が乱れている場合もあります．このことは齲蝕や歯肉炎の発症につながり，さまざまな疾患を誘発します．規則正しい生活，適切な食生活は齲蝕予防になるばかりか，肥満の防止にもつながり，将来的に健康な身体を維持するために重要な要素であることを説明します．

齲蝕や重度の歯周疾患に罹患すると心疾患を増悪させる可能性が高くなるため，口腔内の疾患予防に努めることが重要であることを歯科医師から保護者に伝えることが必要です．心疾患の担当医師にゆだねるのではなく，歯科医師から伝えることに意味があることを認識したうえで診察にあたってください．そして，低年齢時から定期的に歯科を受診するよう指導します．

齲蝕などの歯科疾患に罹患しない場合でも，歯の交換期には抜歯などの観血処置が必要にな

表1 歯科処置による菌血症の発症率[1]

歯科処置	発症率（%）
抜歯	18 ～ 100
智歯抜歯	55
スケーリング	8 ～ 79
歯周外科	36 ～ 88
感染根管処置	42
ラバーダム	29
ブラッシング	23
咀嚼	38

抗菌薬の投与によって歯科処置後の感染性心内膜炎の発症を抑制することができる

4章 特別な支援を必要とする子どもたち

ることもあります．観血処置時には感染性心内膜炎（IE：Infective Endocarditis）に対する予防処置を確実に行うことが必要となりますので，かかりつけ歯科医と医科主治医との連携が必要であることを保護者に伝えます．表1に歯科処置による菌血症の発症率を示します．

2 血友病の子どもへの対応

血友病は先天性の凝固因子の欠乏もしくは機能低下で止血が困難となる疾患です．凝固因子の活性程度により重症度が異なり，凝固因子活性程度が低いほど止血しにくくなります（表2）．血友病が生まれてすぐにみつかることは少なく，運動量が増加してくる生後6か月以降に，皮下出血や口腔内出血で気づくことが多いといわれています．軽症患者の場合，出血症状はまれであり，健常者と同じように生活できるため，抜歯などではじめて気づく場合もあります．日常生活におけるけがや打撲に対応するため，重症度に応じた凝固因子の補充療法を，生涯を通じて必要とします．

血友病は止血が困難な疾患ではありますが，出血傾向があるわけではありません．止血のコントロールをどのように行っているかを確認したうえで，出血を誘発しないよう配慮しながら通法どおりに診察を行います．易感染性や，治癒能力の低下はありませんので，歯口清掃に関しては通常どおりで問題ないことを伝えます．出血をいたずらに怖がって，口腔内が不衛生となることのないように指導が必要です．

歯科治療が必要となった場合には，医科主治医と連携をしながら，術前に凝固因子を補充してから処置を行うようにしなければなりません．まずは疾患の予防と早期発見を行い，歯と口の健康を維持することが大切です．

また，疾患予防が十分であっても，乳歯の脱落時期にトラブルが生じることもあるため，かかりつけ歯科医をつくって，定期的な歯科受診を心がけるよう指導します．

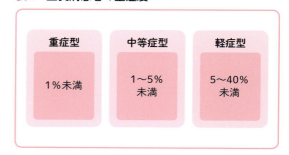

表2　血友病患者の重症度

正常人の血液中の因子量を100％としたときの割合で重症度を分類する

3 白血病の子どもへの対応

白血病の治療はおもに化学療法と骨髄移植ですが，一般的に歯科受診を行う時期は，全身状態が良好となった寛解期であることが多く，歯科健診は通常の対応で問題ありません．これから化学療法を始める周術期前や，治療を開始した周術期では通常とは異なる指導が必要です．口腔ケアの指導は化学療法が開始される前が理想的です．化学療法に伴う白

血球減少による易感染性，血小板減少による易出血性が口腔内にも現れてきます．口腔粘膜疾患（図）を発症すると全身状態が改善するまで治癒は望めません．口腔内の健康維持はQOL向上や治療成績にも大きく影響することから，口腔粘膜疾患を最小限に抑えるような口腔ケアを前もって実施しておくことが必要です．化学療法によって弱った歯肉を傷つけないよう，軟らかめの歯ブラシを推奨し，研磨材が含まれない歯磨剤を使用するよう指導します．

　基本的に子どもの口腔内は，大人とは比較にならないほど清潔です．白血病治療中の歯と口の健康のためには，歯磨きだけではなく，規則正しい食生活と食事内容の選択が重要です．特に低年齢で歯磨きが難しい場合は，適切な食生活が齲蝕や口腔粘膜疾患の予防に役立ちます．口腔粘膜疾患の予防では，口腔粘膜が傷つく食べものを制限することが大切です．たとえば，長時間口腔内に入っているもの（あめ，ガム，キャラメル，グミなど），粘膜に熱傷を起こす可能性がある極端に熱いもの，角が尖っている食べもの（スナック菓子，せんべいなど）です．口腔ケアで重要なことは，健康なときとは異なり，治療中には口腔のケアの良否が症状の悪化の原因になることを本人およびご家族に理解していただくことです．場合によっては，口腔ケア方法を変更するなどし口腔内の健康を自ら維持していく方法を身につけることが必要です．

　また，化学療法の時期や期間によりさまざまな合併症（低身長，不妊，二次癌，骨粗鬆症など）が発生し得るため，長期フォローアップの重要性が指摘されています[2]．5歳未満で化学療法を行った場合，歯へのリスクは高く，歯胚の欠如，矮小歯，歯根の発育不全による歯根部の短縮，エナメル質の形成不全，歯の色調異常，歯の形態異常，乳歯晩期残存，不正咬合などが発生することがあります[3,4]．歯に影響が出る可能性を事前に説明し，リスクに応じ，定期診査，予防処置の強化が必要であることを説明します．

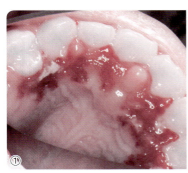 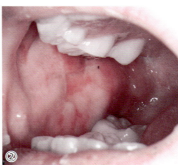 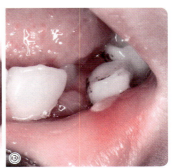

①不衛生になりやすい部位（歯頸部）　②歯が常に接している部位（頰粘膜）　③歯による機械的刺激がある部位（|C の晩期残存が原因の下唇部口内炎）

図　化学療法に伴う口腔粘膜疾患が生じやすい部位

小方清和（東京都立小児総合医療センター　小児歯科）

4章 特別な支援を必要とする子どもたち

2 障害児・有病児の口腔保健

③ 在宅で生活する医療的ケア児の口腔保健

Keywords ● 医療的ケア児　● 医療的ケア児への歯科訪問診療　● 小児への在宅歯科医療

1 小児の在宅医療の実態

　在宅には，医療を必要とする，さまざまな状態の子どもたちが生活しています．日本医師会では，小児在宅ケア検討委員会を立ち上げ，高度医療を必要とする子どもたちとその家族への支援を充実させる活動に取り組んでいます．歯科医療を必要とする子どもたちも，必ずや在宅で生活しているはずです．しかし，歯科からの小児の在宅医療への取り組みは，現時点で立ち遅れているといっても過言ではないでしょう．

　「医療的ケア児」とは，生命維持，生活のために日常的に医療的ケアや医療機器を必要とする小児のことです（図1）．しかし，その定義は，社会制度的にも医学的にもいまだ確立されていません．医療ケアを必要とする子どもたちではありますが，必ずしも医療の管理下だけにいるのではなく，家庭生活や学校生活を送っています．そのよ

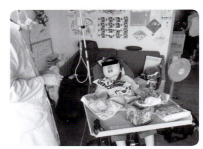

図1　医療的ケア児

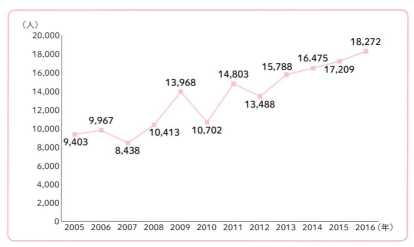

図2　医療的ケア児数（0歳〜19歳）[1,2]

うな観点から，医療ケア児ではなく，医療「的」ケア児となった，という経緯があります．また，医療的ケア児と重症心身障害児・超重症児は，必ずしも同一ではありません．超重症児は重症心身障害児の一部を占めていますが，医療的ケア児のなかには超重症児が含まれる一方で，知的能力障害がないか軽度であったり，歩行が可能であったりする場合もあります．

医療的ケア児に関する調査によると，0〜19歳の医療的ケア児の数は増加傾向にあり，平成28年度の調査では1.8万人となり，11年間で約2倍となっています（図2）．

2 在宅で生活する医療的ケア児における口腔の問題

在宅で生活する医療的ケア児の口腔の問題について調査した高井らの報告[5]によれば，小児における在宅歯科診療の主訴や診療内容は歯口清掃指導や摂食機能療法が多く，歯科治療を必要とする者の割合は少なかったとしています（図3, 4）．

これらの問題は，子どもの年齢によって異なる可能性もあります．年少であれば，乳歯は未萌出か萌出間もないため，齲蝕や歯肉炎などの予防が中心となります．口腔管理が良好な年長児も同様ですが，長期に口腔の管理がなされていない場合には，齲蝕や歯周疾患が重症化している可能性もあります．また，高度医療を必要とする子どもであれば，摂食嚥下障害は必発と考えてよいでしょう．胃瘻などの経管栄養を行っている場合も多く，そういったときに，何を目標にして，どこまでの診療を在宅で行うのか，適正な判断力が求められます．

3 医療的ケア児への歯科訪問診療

平成28年度（2016年）の中央社会保険医療協議会の資料より，歯科訪問診療が算定さ

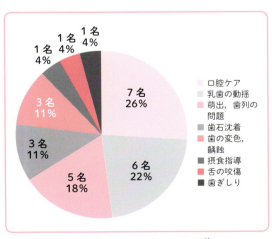

図3　小児の在宅歯科診療における主訴[5]

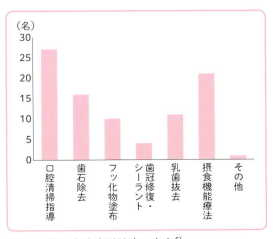

図4　小児の在宅歯科診療の内容[5]

4章 特別な支援を必要とする子どもたち

れている患者の年齢分布をみてみると，ほとんどが高齢者であり，小児はわずか0.2%です（図5）．

また，平成27年度と28年度の5月の1か月間を比較すると，歯科訪問診療を受けている小児の数は年を追って増加しているものの，各年齢群においていずれもわずか200件に満たない状況でした（図6）．しかし，医療的ケア児だけでも全国に1.8万人生活していることを考えれば，この数字は考えられないくらい少ない数字だといわざるを得ません．

実際，在宅歯科診療を必要とする子どもたちはどのくらいいるのか，その実態はまだ明らかになっていません．山田らの都内の訪問看護ステーションに対する調査によると，回

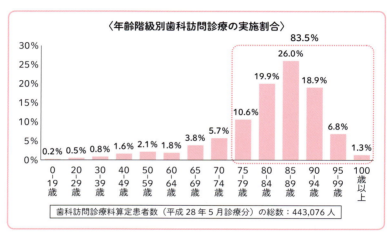

図5 歯科訪問診療が算定されている患者の年齢分布[6]

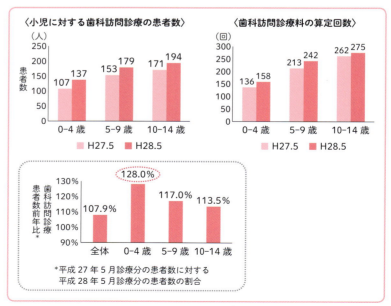

図6 小児に対する歯科訪問診療の実施状況[6]

答の得られた184カ所(回収率33％)のうち，歯科と連携をとっている訪問看護ステーションは18カ所のみと少なく，保護者からの在宅歯科医療の需要にもかかわらず歯科医療が十分に対応できていない，医科歯科連携がスムーズに行えていない現状が確認できたとしています[7]．

4 小児在宅歯科医療のモデル

　小児在宅歯科医療は，高度医療に依存する在宅で生活する多くの子どもたちとその家族が安心して暮らすための，これからの重要な取り組みです．その診療にはリスクも伴うため，安易に始めるわけにはいかないでしょう．しかしこれまで，在宅で生活する医療的ケア児の口腔の予防管理について，歯科医療がどこまで支援できていたでしょうか．重度齲蝕になってから全身麻酔をかけて治療するというパターンから，早く脱却しなくてはなりません．

　歯科疾患に罹る前の早期から，子どもの近隣の歯科医院が「かりつけ歯科医となり，予防する」こと，そして歯科治療が必要なときには「高度医療機関に紹介するための窓口（ゲートキーパー）になる」ことが，小児在宅歯科医療を発展させるための鍵になると考えます．

Column

　東京都多摩地区では「多摩小児在宅歯科医療連携ネット」を立ち上げ，小児在宅歯科医療のモデルを構築するための活動をしています（代表：東京都立小児総合医療センター・小方清和）．

　もちろん，地域によって連携できるシステムも異なるため，1つの例だけを基準に考えるわけにはいきません．それぞれの地域の特色を活かした取り組みが広がることが，全国の子どもたちとその家族から期待されています．

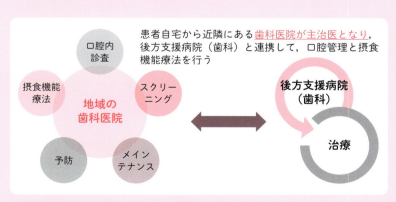

▲多摩小児在宅歯科医療連携ネットの連携ネットワーク

田村文誉（日本歯科大学口腔リハビリテーション多摩クリニック　口腔リハビリテーション科）

低ホスファターゼ症

　「低ホスファターゼ症」は，組織非特異型アルカリホスファターゼ遺伝子の異常によって生じる骨系統疾患であり，厚生労働省による指定難病の1つです．日本における診断指針には，「骨石灰化障害」と「乳歯の早期脱落」の2つが主症状として明記されています．発症時期と病状によって，周産期型（重症型，良性型），乳児型，小児型，成人型に分類されており，歯にしか症状が出ていない症例においては「歯限局型」とよばれています．

　周産期型や乳児型のように生命予後にかかわる病型の発症率は，10万出生あたり1人程度と考えられており，全身状態が落ち着いてから歯科に紹介されてくることがほとんどです．一方で，それ以外の全身状態が比較的軽症な病型の発症率は示されていませんが，最近の状況から重症型よりも高いと推測されています．日本では2015年に世界に先駆けて根本治療薬が製造販売承認を受け，使用できる環境になっています．

　典型例として，3歳11か月時に低ホスファターゼ症の疑いで紹介されてきた女児の口腔内写真を示します（図）．持参された脱落乳歯の歯根は，ほとんど吸収されていませんでした．小児科医に精査を依頼したところ，低ホスファターゼ症（歯限局型）と診断されました．

　最近では歯限局型であっても成長とともに全身に症状が出る症例が報告されており，早期に診断を受けて専門家のフォローを受けることが大変重要です．歯科領域からも早期診断に寄与していくことがますます重要になっていくと考えられます．

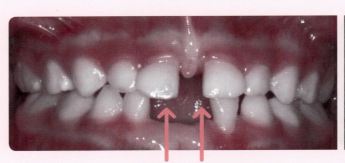

1歳9か月で脱落　　2歳7か月で脱落　　持参された歯

図　低ホスファターゼ症の3歳女児

仲野和彦（大阪大学大学院歯学研究科 小児歯科学教室）

5章 歯の外傷

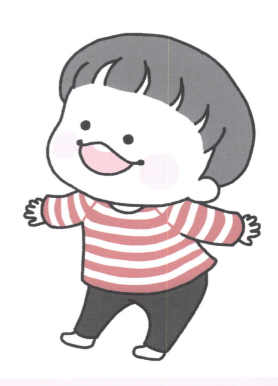

　本書は，健診関係者に乳幼児の口腔保健の基本的な考えを示すものですが，健診の現場では，過去に受けた歯の外傷に対する質問を受けたり，その場で急な指示が必要となることも予想されます．

　そこでこの章では，健診時に発見した歯の外傷への対応や，健診場所で突発的に外傷を受けた子どもへの緊急な対応の参考になるような情報を整理しました．他章とあわせて読んでください．

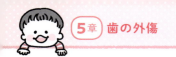

5章 歯の外傷

1 歯の外傷の診査・診断

Keywords ●外傷の種類の把握 ●情報収集

　歯の外傷は，乳歯では「よちよち歩き」の始まる1〜2歳に多くなります．男女比では，男児に多いといわれています．受傷部位としては上顎乳前歯部が圧倒的に多く，下顎乳前歯部が次いで多くみられます．乳歯列の歯周組織は弾力に富み，また歯を支える歯槽骨が軟らかいため，受傷の種類は，破折に比べて脱臼（陥入，転位，挺出，脱落）が多いのが特徴です（図）．

　歯を打った当初は自覚症状がなくても，歯・歯髄組織および歯周組織は影響を受けていて，その後しばらくしてから症状がでてくる場合があります．そのまま放置しておくと後継永久歯に悪い影響がでる可能性があるため，必ず歯科医院の受診を勧めます．

1 歯の外傷の種類

1）歯の位置がずれている（陥入，転位など）

　歯の位置のずれは，外傷による脱臼（陥入や転位等）に伴い起こることが一般的です．陥入した乳歯は数か月後に陥入前の位置に戻ることも多いのですが，陥入や転位を起こしたまま歯周組織が回復して固定されることもあります．また，陥入した歯の半数以上は歯髄感染を起こすため，将来的に根管治療を必要とする可能性があることを念頭におく必要があります．

　また，陥入や転位によって乳歯の根がその下で成長している永久歯の形成を阻害したり，永久歯の生える方向が変わったりすることがあります．歯科医院での定期検診は必須です．

2）歯が欠けている（破折）

　歯が破折している場合は，その程度を診査する必要があります．破折がエナメル質や象牙質に留まっている場合は，歯髄や歯周組織への影響は少ない場合が多いのですが，破折が象牙質深部や歯髄にまで達している場合は，歯髄炎や歯周組織に病巣が生じることがあります．なお，歯髄に達している破折を「複雑破折」，エナメル質や象牙質でとどまっている場合は「単純破折」といいます．複雑破折は根管療法の必要があるため，迅速に歯科医院を受診し，エックス線撮影等で確実な診断を受けることが大切です．

3）歯の色が変わっている（変色）

　受傷後数か月で歯の色が変わってくることがあります．変色は歯髄の失活を示している

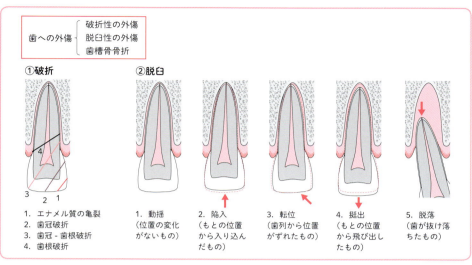

図 歯の外傷

可能性もありますが，薄褐色や黄色程度の着色で膿瘍や打診痛等がない場合は，変色が軽減して元の色に戻り，後継永久歯に順調に生えかわる例も少なくありません．

黒変化が進んだ場合は根管治療を必要とすることもあるため，歯科医院での経過観察が重要です．

4) 歯肉が腫れている（膿瘍形成）

齲蝕のない歯根の先端部分の歯肉に腫脹が認められる場合は，外傷によって歯髄に感染が生じ，根尖性歯周炎を起こしている可能性があります．この場合は，歯科医院を受診する必要があります．

5) 歯がなくなっている（歯の喪失）

外傷により乳歯の脱落が起こった場合，保隙装置の装着が望まれます．外傷の頻度の高い上顎乳前歯が早期になくなった場合は，噛む機能や発音，嚥下，審美性を考慮し，取り外しのできる子ども用の義歯の装着を勧めます．しかし，低年齢児では協力を得るのが困難なケースもあるので適応でないこともあります．

6) 歯が咬み合わなくなっている（低位咬合）

外傷後，整復や再植が行なわれた乳歯の歯根が周囲の歯槽骨と癒着する骨性癒着が起こると，歯が低位となり，対合歯と咬み合わなくなってきます．永久歯に生えかわる際に障害になることもあるので，歯科医院での経過観察を勧めます．

7) 歯が動いている（動揺）

乳歯が過度の動揺を示している場合は，エックス線検査が必要です．外傷後に歯髄感染

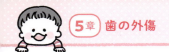
5章 歯の外傷

から歯周炎に進行している，あるいは歯根破折を起こしていることが疑われます．適切な根管治療を行うことで保存可能な場合も少なくありません．

8）咬むと痛みがある（咬合痛，咀嚼痛）

歯や歯周組織に損傷があると，歯を咬み合わせたときや食べものを噛んだときなどに痛みや違和感をおぼえる場合があります．外傷を受けたことが原因となっていることがあるので，歯根の破折や歯周組織に病巣がないか，エックス線検査を行います．

2 歯の外傷についての問診のとりかた

問診は外傷の状況やその経過を知るうえで極めて重要です．低年齢児では子どもへの問診は難しいので保護者からできるだけ多くの詳しい情報を集めます．3歳以上の子どもでは簡単なコミュニュケーションはとれるため，子どもから受傷状況や自覚症状を聞きます．子どもからの情報も診断の一助となります．

表　歯の外傷での問診のとり方

①受傷時期（いつ）
- 受傷から処置までの時間は，外傷歯においてはその予後に大きな影響を及ぼす
- 脱落歯の乾燥を防ぎ，短時間に再植された場合は歯根吸収を生じにくい
- 脱落後30分以内の再植で，約80％に歯髄循環が復活するといわれている

②受傷場所（どこで）
- 砂場や校庭等，受傷場所を確認する
- 軟組織の損傷部からの感染や異物の埋入の可能性が考えられる

③受傷状態（どのように）
- 外力を受けた方向や部位により，外傷の型（陥入，挺出），永久歯への影響等を推測することができる

④既往歴
- 薬物に対するアレルギー，血液疾患や心疾患などの全身疾患をもっているか，破傷風ワクチン接種の有無など

⑤外傷の既往歴
- 事故状況の説明があいまいで，同じ部位を複数回受傷している場合，虐待などを考慮した診査が重要

⑥外傷歯に対する現在までの処置や経過
- 整復固定，再植，歯冠修復，経過観察等，どのような処置がいつ行われたかによって受傷時の状態が推定できる

⑦自発痛の有無
- 自発痛が認められた場合，歯髄炎および歯周組織炎を起こしている可能性がある

⑧冷水や温水，甘味や酸味に対する反応の有無
- 反応がある場合は歯髄炎を起こしている可能性がある

⑨咀嚼痛や咬合痛の有無
- 食物などを噛むことによって痛みを訴える場合，外傷により歯髄炎や歯周炎を起こしている可能性が疑われる

牧　憲司（九州歯科大学　口腔機能発達学分野）

2 外傷の処置と経過，受傷後の注意点

Keywords
- 乳歯の変色
- 整復・固定
- 経過観察
- 外傷の予防

1 外傷の経過と注意点

　外傷を受けた歯の損傷は，見かけで判断できる部分はわずかです．したがって，時間をかけて経過観察し，エックス線検査を続けることではじめて本態がわかります．よくみられるのは外傷を受けた乳歯の変色（赤色，褐色，灰色）であり，歯髄内での出血や，歯髄の壊死が原因です（図1）．

　また，乳歯の場合は，後継永久歯への影響を警戒する必要があります．永久歯への影響としては，白斑やエナメル質形成不全などを生じること（図2），生える位置の異常や生えてこなくなる（埋伏）ことなどがありますので，外傷を受けた乳歯の後継永久歯が生えてくるまで定期的な経過観察が必要です[1,2]．このように，軽い外傷に見えても，受傷後できるかぎりすみやかに歯科医院を受診して，経過観察を受けることが勧められます．

2 応急処置の基本

　歯の外傷の治療は，歯を元の位置に戻し，壊れた部分を被覆することで，損傷部を通じた細菌感染を阻止するための清潔化（清掃・抗菌薬の投与）が重要です．

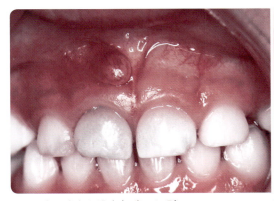

図1　歯の変色と膿瘍（4歳1か月）
A|A の変色．特に A|は歯肉に膿瘍があり，歯髄の壊死や，周囲の感染が疑われる

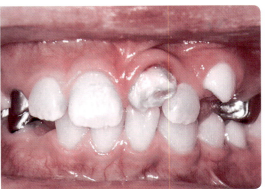

図2　乳歯外傷に起因する上顎左側永久切歯の形成不全（8歳2か月）
1歳時に乳歯外傷を受けた既往がある．|1 に形態と色の異常があり，|2 の切縁に白斑が認められる

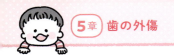

5章 歯の外傷

特に室外で受傷した場合，水洗とうがいを行い，出血部は清潔なガーゼなどで圧迫して止血するのが基本です．

3 外傷に対する治療

1）歯がぐらつく，ずれている（脱臼，動揺，転位，歯根の破折，歯槽骨の骨折）

歯の外傷のうち「脱臼」は，歯および歯を支える歯周組織が損傷された状態で，乳歯に多くみられます．治療は，受傷歯を元の位置に戻し（整復），ぐらつきを抑え（固定），安静にします．具体的には，接着性レジンなどを用い，隣の歯と連結します（図3）．この治療法により，約2週間で軟組織の外傷は治ります．この間，歯と歯肉の境目からの感染を予防するため，自宅での口腔衛生方法を指導し，抗菌薬を投与します．

歯根や歯槽骨が折れた場合も，歯のぐらつきが強いため整復・固定を行いますが，期間は2か月以上と長くなります．

2）歯がめり込んだとき（陥入）

乳歯は陥入しても，元の位置に再び生えなおす可能性が高いため，3か月ほど経過観察を行います[3]．もし，受傷歯が外向きに倒れていた場合や3か月経っても戻る徴候がみられない場合は，外科的に取り出したり，矯正装置を用いて歯を整復して固定します．陥入が起きると歯髄や歯周組織に強い損傷が及ぶので，歯の変色や歯根の異常吸収を生じることが多く，エックス線検査を含めた歯科での定期管理が必要です．

3）歯が抜け落ちたとき（完全脱臼，脱落）

乳歯が脱落した場合，再植は原則的には勧められません．その理由は，乳歯を再植する処置により感染が起きるなど，後継永久歯に負担がかかる危険性があるからです．

したがって，乳歯が抜けてしまった場合には，必要なら保隙装置（小児義歯）を使ってもらいます．また，乳歯が脱落した場合は後継永久歯に形成不全が生じる危険性が70％以上と高いため[4]，永久歯の交換以後まで長期的な管理が必要です．

図3 上顎乳切歯のレジン固定（2歳6か月）
上顎乳切歯4本が脱臼後に固定されている．接着性レジンと即時重合レジンによるレジンスプリントで歯が連結されている

4）歯が折れたとき（破折，図4）

歯の破折は，わずかな亀裂から歯髄や歯根に及ぶものまで多様です．歯の破折は，小さく見えても感染が生じるため，放置しないですみやかに清掃し，精査と適切な治療を受けることが重要です．

治療は，破折部分の被覆（修復）が基本となります．亀裂は接着性レジンでコーティングし，欠けた部分はコンポジットレジンを用いて形を回復させます．歯の破片がある場合は，それを接着して歯を修復することもできます．

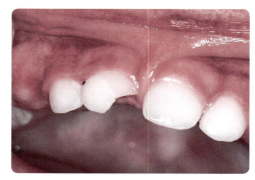

図4 左上乳中切歯の歯冠破折と歯冠亀裂（1歳7か月）
破折部分から感染し，亀裂は拡大することもあるため，歯科医院での被覆と精査を要する

一方，破折が歯髄に及んでいる場合は，歯髄を治療（断髄・覆髄）してから修復します．歯髄は乳歯が後継の永久歯と生えかわるために重要な部分です．そのため，外傷を受けた歯髄を可能な限り保存することを目指した治療を行います．ただし，広範囲に及ぶ場合や歯の上下方向の破折などの場合は，抜歯せざるを得ません．

5）口唇や口の粘膜の創傷

口は会話，食事，呼吸などで常時機能し動く部分であるため，口の中の創傷を安静に保つためには経過観察だけでは不十分です．

舌小帯や上唇小帯は外傷により切れやすいものです．止血と安静を図り，創が開く場合は縫合を行い，約1週間で抜糸します．口唇や口の中に異物が刺さることで，微細な砂などが擦りこまれると，外傷性刺青をつくることがあります．すみやかに歯科を受診して除去する必要があります．

3 外傷後の注意点

1）すみやかな受診

できるかぎりすみやかに歯科医院を受診することは，外傷の予後を良好にする要素の1つです．乳幼児自身は受傷の経緯を説明できません．付き添いの成人に「いつ」「どこで」「どのように」受傷したかをできるだけ正確に伝えてもらいます．誰も見ていないときの外傷もまれではないため，外傷が起きた場所をよく見て，歯の破片があれば拾い，周囲の写真を撮っておくことも原因を推測するヒントになる場合があります．

唇や頰の傷や打撲による腫れを防ぎ軽くするためには，受傷後数時間以内であれば氷水での冷湿布が有効です（保冷剤は低温すぎるので使えません）．

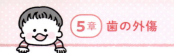

2）歯の変色

　受傷した乳歯の歯冠色が変化する頻度は高く，受傷後早期から数年後まで，さまざまな時点でみられます（図1）．原因は歯髄の内出血のため歯が黒ずんだり，歯髄内に硬組織がつくられることによって黄褐色になったり透明感が低下したりするためです．変色は自然に消退することもありますが，歯髄壊死や歯の周りに感染する場合もあり，後から根管治療が必要になることもあります．

3）経過観察の必要性

　乳歯の外傷は，乳歯だけにとどまらず，後継永久歯に影響を及ぼすリスクを抱えています．外傷が与える影響に注意が必要で，歯髄の壊死や歯周組織への感染を定期的に検査し，必要なら遅滞なく治療を受けることが大切です．後継永久歯が生えてくるまで，長期的な定期管理が重要です．

4）習癖の存在

　指しゃぶり，咬唇癖などがあると，受傷した乳歯に不必要な力がはたらいて受部位を安静に保つことができず，傷の治りが不十分になりかねません．さらに歯ならびを悪くする原因ともなります．不正咬合は，歯の外傷のリスクとなります．このような習癖をやめられるよう，筋機能療法を受けることをお勧めします．

4　外傷の予防[4]

1）乳幼児の外傷

　乳幼児期は，歩きはじめの時期であり，重心が高く運動機能が未発達です．そのため転倒しやすく，顔面を受傷しやすい傾向にあります．この点を保護者に周知し，外傷の原因になることを意識してもらいましょう．

2）外傷の予防策

　幼児本人へ注意を向けていたとしても，事故は瞬時に起きるものです．幼児の行動範囲である環境に危険要因がないよう気配りを要します．ものを置きすぎないことや，家具の角などにクッションを張る，口に入りやすいおもちゃを片付けるなどの対策をとり，階段やお風呂にも注意します．口腔顔面の外傷を経験した乳幼児は，再度外傷を受ける場合があります．受傷回数が増え，損傷が重なると，乳歯や後継永久歯への影響が増大しますので，予防を意図した注意を広く普及しつづける必要があります．

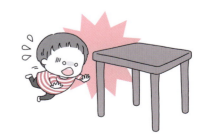

宮新美智世（東京医科歯科大学 大学院医歯学総合研究科 医歯学系専攻 口腔機能再構築学講座 小児歯科学分野）

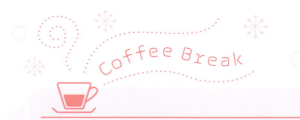

「授乳・離乳の支援ガイド」改定のポイント

　2019年3月，厚生労働省より「授乳・離乳の支援ガイド」の改定版が発表されました（図1）．「授乳・離乳の支援ガイド」は，授乳および離乳の望ましい支援のあり方について，妊産婦や子どもにかかわる保健医療従事者が，所属する施設や専門領域が異なっても基本的事項を共有し，一貫した支援を進めることを目的として2007年3月に作成されました．その後，科学的知見の集積，育児環境や就業状況の変化，母子保健施策の充実など，授乳および離乳を取り巻く社会環境に変化がみられたことから，有識者による研究会において内容の検証や改定が検討され，今回の改定に至りました．

　改定版では，食物アレルギー予防に関する最新の知見に加え，親子の個別性を尊重すること，母乳育児の大切さを基本としながらも，母乳を与えられない母親へのより細やかな配慮や，離乳食を作ることが得意でない，あるいは就業等のため調理が困難な保護者への配慮や支援などが盛り込まれました．

　また，従来のガイドでは離乳期についての表記が月齢表示のみとなっていましたが，離乳初期・離乳中期・離乳後期の表記が月齢と併記されるようになりました．これは，保護者や現場の保育関係者，医療関係者からの要望が反映された形です．また，離乳食の進め方が一目でわかる表の中に，摂食時の口の動きがイラストで視覚化され，使いやすくなりました（図2）．

①授乳・離乳を取り巻く最新の科学的知見等をふまえた適切な支援の充実
食物アレルギーの予防や母乳の利点等の乳幼児の栄養管理等に関する最新の知見をふまえた支援のあり方や，新たに流通する乳児用液体ミルクに関する情報の記載
②授乳開始から授乳リズムの確立時期の支援内容の充実
母親の不安に寄り添いつつ，母子の個別性に応じた支援により，授乳リズムを確立できるよう，子育て世代包括支援センター等を活用した継続的な支援や情報提供の記載
③食物アレルギー予防に関する支援の充実
従来のガイドでは参考として記載していたものを，近年の食物アレルギー児の増加や科学的知見等を踏まえ，アレルゲンとなりうる食品の適切な摂取時期の提示や，医師の診断に基づいた授乳および離乳の支援について新たな項目として記載
④妊娠期からの授乳・離乳等に関する情報提供のあり方
妊婦健康診査や両親学級，3～4か月健康診査等の母子保健事業等を活用し，授乳方法や離乳開始時期等，妊娠から離乳完了までの各時期に必要な情報を記載

図1　「授乳・離乳の支援ガイド」改定のおもなポイント

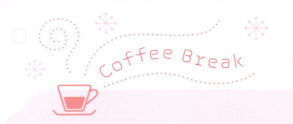

口腔機能発達の記載については，基本的にこれまでと大きな違いはありませんが，より個別性が重視され，親子への配慮が随所に見受けられる内容となっています．

	離乳の開始 → 離乳の完了			
	以下に示す事項は，あくまでも目安であり，子どもの食欲や成長・発達の状況に応じて調整する．			
	離乳初期 生後5〜6か月頃	離乳中期 生後7〜8か月頃	離乳後期 生後9〜11か月頃	離乳完了期 生後12〜18か月頃
食べ方の目安	○子どもの様子をみながら1日1回1さじずつ始める ○母乳や育児用ミルクは飲みたいだけ与える	○1日2回食で食事のリズムをつけていく ○いろいろな味や舌ざわりを楽しめるように食品の種類を増やしていく	○食事リズムを大切に，1日3回食に進めていく ○共食を通じて食の楽しい体験を積み重ねる	○1日3回の食事リズムを大切に，生活リズムを整える ○手づかみ食べにより，自分で食べる楽しみを増やす
調理形態	なめらかにすりつぶした状態	舌でつぶせる固さ	歯ぐきでつぶせる固さ	歯ぐきで噛める固さ
1回当たりの目安量				
I 穀類(g)	つぶしがゆから始める．すりつぶした野菜等も試してみる 慣れてきたら，つぶした豆腐・白身魚・卵黄等を試してみる	全がゆ 50〜80	全がゆ90〜 軟飯80	軟飯80〜 ご飯80
II 野菜・果物(g)	^	20〜30	30〜40	40〜50
III 魚(g)	^	10〜15	15	15〜20
または肉(g)	^	10〜51	15	15〜20
または豆腐(g)	^	30〜40	45	50〜55
または卵(個)	^	卵黄1〜全卵1/3	全卵1/2	全卵1/2〜2/3
または乳製品(g)	^	50〜70	80	100
歯の萌出の目安		乳歯が生えはじめる	1歳前後で前歯が8本生えそろう	
				離乳完了期の後半ごろに奥歯（第一乳臼歯）が生えはじめる
摂食機能の目安	口を閉じて取り込みや飲み込みができるようになる	舌と上あごでつぶしていくことができるようになる	歯ぐきでつぶすことができるようになる	歯をつかうようになる

※衛生面に十分に配慮して食べやすく調理したものを与える

図2　離乳の進め方の目安[1]
（厚生労働省：授乳・離乳の支援ガイド　2019年改定版．より）

田村文誉（日本歯科大学口腔リハビリテーション多摩クリニック　口腔リハビリテーション科）

6章 相談・保健指導のQ&A
－こんな質問にこんな答え方－

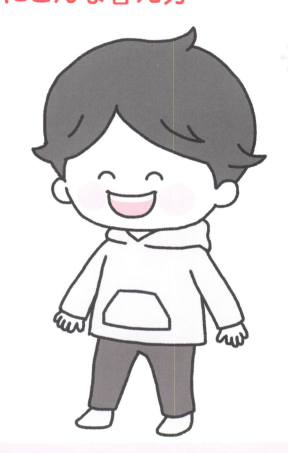

　この章は，健診時に保護者からよく受ける質問や相談についての回答例をQ&A形式でまとめてあります．また，その背景にある知識について「解説」を加えてあります．健診時の相談や保健指導の際に役立ててください．

6章 相談・保健指導のQ&A～こんな質問にこんな答え方

食べること

1 授乳・離乳食・卒乳

Keywords ●母乳とむし歯 ●卒乳 ●口腔機能の発達 ●離乳食の進め方

Q1 赤ちゃんに母乳を与える間隔はどのくらいがよいのでしょうか？

A 母乳や育児用ミルクは，赤ちゃんがほしがるときや，お母さんが飲ませたいときには，いつでも与えてあげましょう．正期産の赤ちゃんでは，出生から生後4～5か月くらいまでは「哺乳反射」という反射で母乳や育児用ミルクを吸啜（きゅうてつ）します．この反射は赤ちゃんの意思とは関係なく起こりますが，満腹のときは吸おうとはしません．したがって，お腹が空けば赤ちゃんは自然に母乳や育児用ミルクを飲みたがります．赤ちゃん自身の要求に合わせてあげることが大切です．

なお，平成27年度乳幼児栄養調査の出産施設での調査において，「赤ちゃんがほしがるときはいつでも母乳を飲ませる」支援があったと回答した者の割合は74.9％であり，10年前より増加しています（図1）[1]．また，2019年3月に厚生労働省からだされた「授乳・離乳の支援ガイド」においても，哺乳は間隔を決めて行うのではなく，赤ちゃんの要求に合わせることが推奨されています．

離乳食を食べはじめるようになっても，しばらくは赤ちゃんの飲みたいタイミングで与えて構いません．離乳食が3回食になってきたら，離乳食を食べた後，足りない分だけを母乳や育児用ミルクで補うようにしていくとよいでしょう．

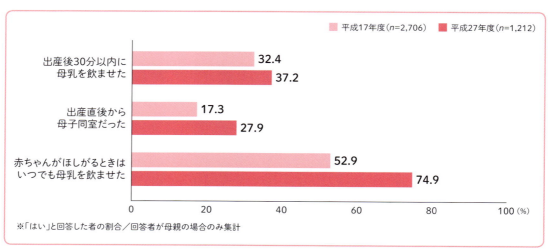

図1 母乳育児に関する出産施設での支援状況（厚生労働省：平成27年度乳幼児栄養調査）[1]
（回答者：平成17年度0～4歳児の保護者，平成27年度0～2歳児の保護者）

Q2 寝つきが悪く，夜泣きをするため，添い寝をして母乳を与えています．やめるべきでしょうか？

A 1歳2か月児を対象とした調査で，母乳を寝る前や夜中に飲む赤ちゃんは，むし歯が多くあるという結果が示されています（図2）[2]．添い寝をして哺乳していると，赤ちゃんもお母さんもそのまま眠ってしまうことが多くなります．そうすると，赤ちゃんの口の中に母乳や育児用ミルクのかすが溜まったまま寝てしまうことになります．母乳や育児用ミルクに含まれる乳糖は，むし歯の原因にはなりにくいのですが，乳首をくわえたまま眠ってしまうことが癖になると，年長になってもその習慣を変えることが難しくなるかもしれません．また，離乳食を食べていると，乳糖以外の汚れが歯に付くので，母乳や育児用ミルクの残りかすと食べものの汚れによって，むし歯を引き起こしやすくなります．

赤ちゃんにむし歯をつくらせないためには，哺乳したらできるだけ口の中をきれいにして，汚れを残さないことです．歯磨きが難しければ，すこし濡らしたガーゼなどで赤ちゃんの歯の表面を拭き取るだけでもよいので，口の中を清潔にすることを常に心がけましょう．

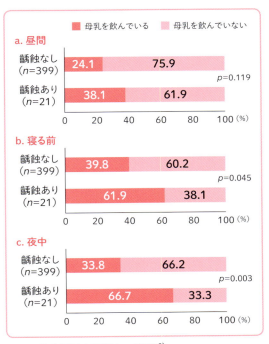

図2　母乳摂取と齲蝕との関連[2]

Q3 人工乳首で授乳すると，噛む力が弱くなったり，十分に発達しないと聞き，心配です．

A 赤ちゃんが哺乳するとき，お母さんの乳首では，乳首が変形して赤ちゃんの口に適合しやすいとされ，人工乳首では，赤ちゃんが吸うこと（吸啜運動）によって乳首全体が扁平となる傾向があるとされています．しかし，お母さんの乳首と人口乳首の違いによる，将来的な歯ならびや咬み合わせ，咀嚼機能への影響ははっきりとはしていません．

生まれた直後の赤ちゃんの哺乳は原始反射で行われますが，離乳食などの固形物を食べること（咀嚼）は反射ではなく，摂食機能による随意運動（自分の意思による運動）です．また，哺乳はおもに舌筋の動きによる蠕動様運動ですが，咀嚼は，咬筋や側頭筋といった咀嚼筋が主役です．このように，それぞれ口の動かし方やつかわれる筋肉が異なっているため，乳首の違いがその後の咀嚼の発達に直接影響するわけではありません．もちろん，咀嚼には舌の動きも必要ですから，舌の力をつけることを目的に，吸うのに強い力を必要とする乳首を選ぶことも

一理あるかもしれません．しかし，あまり吸う力に負荷をかけると赤ちゃんが哺乳するのに疲れてしまいます．適度な力で吸える乳首を選んであげましょう．

母親の乳首か人工乳首か，あるいはどのような人工乳首かということよりも，愛情深い哺乳が一番大事です．そして十分な哺乳時間をとることや，寝かせたままではなく，赤ちゃんを抱っこして適切な姿勢で授乳を行うことのほうが，口腔の形態成長を促すには大切と考えましょう．

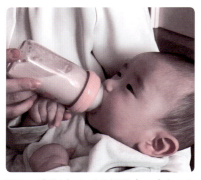
図3　哺乳ビンによる授乳中の赤ちゃん

Q4　離乳食をスプーンで食べさせるとき，スプーンを口の中まで入れないように指導を受けました．どうしてですか？

A　自分が食べるときのことをイメージしてみましょう．いきなり食べ物を口の中に入れませんね．下唇の上にスプーンを乗せると同時に上唇が下りてきて，上下の口唇で食べ物を口の中にとり込みます．舌の前方で食べものを受け取ったら，すぐに上顎の前のほう，口蓋皺襞というしわのあるところに舌で挟み込み，食べものの特徴（物性，温度など）を確認して，次にどのような処理をしようか（そのままのみ込もうか，押しつぶそうか，咀嚼しようか）を確かめるのです．ここは，口の中のセンサーになっています．

スプーンを全部口の中に入れてしまうと，このセンサー部分よりも奥に食べものがとり込まれてしまいます．上顎は奥に行くにしたがって高くなっているため，舌との距離も離れることから，なおさら食べものの特徴を感じ取りにくくなります．また，舌の筋肉は下顎に付着しており，舌の前方が最も動きやすい部分です．この動きやすい部分をつかって食べられるよう，できるだけ口の前のほうをつかわせてあげましょう．

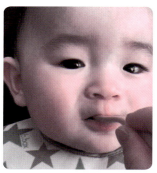
図4　口唇によるスプーンの捕食

Q5　離乳食中期（モグモグ期）にスプーンで離乳食を与えていますが，こぼしたり吐き出したりして思いどおりに進みません．どのような注意が必要でしょうか？

A　離乳食をうまく食べられないのには，いくつかの要因が考えられます．まずは食べものの形態（固さ，大きさ，粘り気，とろみの程度など）が口の機能の発達に合っているかを確認してみましょう．モグモグ期は，舌を上下に動かして軟らかい固形のものを徐々につぶしていく時期です．まだその動きができていない段階で，つぶさなければならない物性の

食べものが口に入ると、うまく食べられずに口から出すことがあります。まだ舌で押しつぶす動きができていなければ、いったん離乳食初期（ゴックン期）の形態に戻してみましょう。

次に、赤ちゃんのお腹が空いているかということも大切なポイントです。保護者は赤ちゃんがしっかり食べてくれないと不安になり、ついつい追いかけ回してでも食べさせたくなります。でも、赤ちゃんが空腹でなければ、食べたくなくて口から出すこともあるでしょう。食事の間におやつを与えすぎたり、母乳や育児用ミルクを飲ませすぎたりせず、空腹、満腹のリズムをつくってあげるようにしましょう。「このころの赤ちゃんはうまく食べられないものだ」ということを受け入れることも必要です。よくわからない原因で口から出したり吹き出したり、口にため込んだり……．子どもはさまざまなことをしますが、多くは発達の過程でよくみられることです。上手に食べていないように見えても、体重が増えて元気であれば、一時のことと考え、あまり気にする必要はありません。

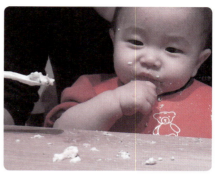

図5　食べこぼしながら食べることが上手になっていく

Q6　1歳6か月を過ぎたのですが卒乳できません．卒乳させる必要はあるのでしょうか？

A　そろそろ奥の乳歯（乳臼歯）も生えはじめ、噛む（咀嚼）機能をつかっていろいろな食べものが食べるようになっているころですね．このころの子どもに必要な栄養素は、母乳や育児用ミルクだけでは補えなくなっています．そのため、しっかり食事を摂ることが大切です．このころの子どもにとって、乳首を吸うことは、栄養補給の手段というより、お母さんに甘えたい、乳首を吸う感覚から離れがたいという、精神的安定を満たす手段としての意味合いが大きいと思われます．卒乳の時期は、親が決めるのではなく、子どもが自ら離れていくのを待ってあげるのがよいでしょう．

卒乳が遅くなることによる問題点としては、哺乳量が多すぎて食事量が増えないと、成長に必要な栄養素が不足する可能性があります．また、寝つかせるためや、ぐずっているときになだめるために乳首を吸わせることは、本来の哺乳とは目的が異なります．お母さん自身が乳首を吸わせることを、何らかの対処法にしてしまっているかもしれません．赤ちゃんが自ら卒乳していけるよう、お母さんの気持ちを切り替えることも必要になるでしょう．

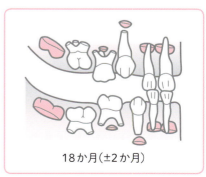

18か月（±2か月）

図6　1歳半ごろの口の中
（日本小児歯科学会，2019．より作成）

6章 相談・保健指導のQ&A～こんな質問にこんな答え方

解説 授乳・離乳食・卒乳についての考え方

授乳期の栄養～母乳育児の増加

赤ちゃんが生まれてすぐ行われる哺乳から，やがて始まる離乳食へと，子どもは急激な変化とともに発達していきます．保護者の行うべきことは無限であり，それゆえ心配ごとや悩みごとも多くあります．

厚生労働省が10年ごとに行っている乳幼児栄養調査によると，授乳期の栄養方法は，10年前に比べ，母乳栄養の割合が増加し，生後1か月では51.3％，生後3か月では54.7％でした（図7）[1]．混合栄養も含めると，母乳を与えている割合は，生後1か月で96.5％，生後3か月で89.7％と，増加しています．

また妊娠中に，「ぜひ母乳で育てたいと思った」と回答した者の割合は43.0％，「母乳が出れば母乳で育てたいと思った」と回答した者の割合は50.4％であり，合計すると母乳で育てたいと思った者の割合は9割を超えています（図8）[1]．このように，多くの母親は，できれば母乳で育てたいと考えているようです．

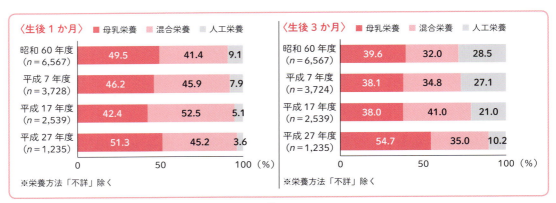

図7 授乳期の栄養方法（生後1か月，3か月の推移）[1]
（回答者：昭和60年度・平成7年度・平成17年度0〜4歳児の保護者，平成27年度0〜2歳児の保護者）

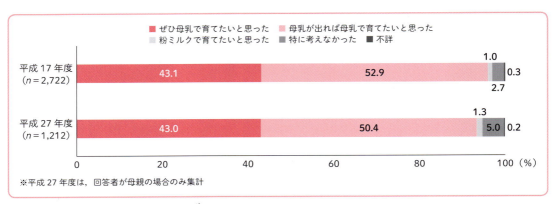

図8 母乳育児に関する妊娠中の考え[1]
（回答者：平成17年度0〜4歳児の保護者，平成27年度0〜2歳児の保護者）

離乳食・子どもの食についての保護者の悩み

一方，離乳食についてはどうでしょうか．離乳食の開始時期は，「6か月」の割合が44.9％ともっとも高く，平成17年度よりピークが1か月遅くなっていました（図9）．以前は，早く開始するのがよいといわれた時代もありましたが，現在では子どもの発達に合わせるという考え方が主流になってきているようです．

離乳食について困ったことは，「つくるのが負担，大変」33.5％，「もぐもぐ，かみかみが少ない（丸のみしている）」28.9％，「食べる量が少ない」21.8％の順でみられています．2位に「もぐもぐ，かみかみが少ない（丸のみしている）」が来ており，保護者は「食べ方」にも高い関心があることがうかがわれました（図10）．

一方，3歳を過ぎた子どもの食の問題について，日本歯科医学会による調査がなされています．この調査では，保護者の心配ごとのトップは偏食であり，栄養バランスへの心配や，つくっ

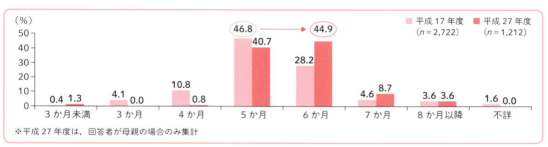

図9 離乳食の開始時期（回答者：平成17年度0〜4歳児の保護者，平成27年度0〜2歳児の保護者）

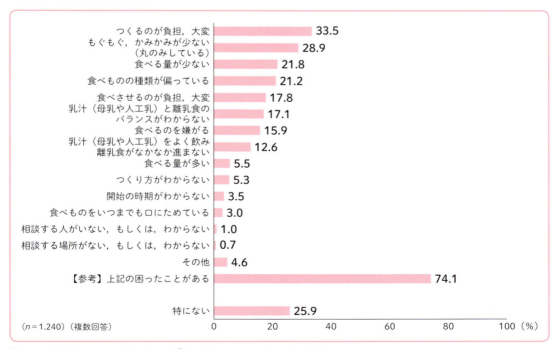

図10 離乳食について困ったこと[1]（回答者：0〜2歳児の保護者）

6章 相談・保健指導のQ&A～こんな質問にこんな答え方

たものを食べてくれないことへの悩みが垣間みえました（図11）[3]．

「授乳・離乳の支援ガイド」の変更点

2019年3月に発表された「授乳・離乳の支援ガイド」の変更のポイントは以下のとおりです（詳細はp.83～参照）．

現在，母乳育児を行いたいと考える母親が増加してきてはいるものの，すべての母親において母乳で育てることが可能なわけではありません．現行の母乳栄養推奨の方針を維持しつつ，混合栄養あるいは育児用調製粉乳栄養のみの場合でも，適切な育児支援を母親に行うことが重要であるとしており，母乳を与えたくても与えられない母親への配慮が示されています．また，母乳栄養による子どもの神経発達促進あるいはアレルギー疾患予防の効果は限定的であるとされます．その一方，将来の肥満発生のリスクを減らす効果は科学的に示されました．しかし，母乳栄養児と混合栄養児との間に，肥満や2型糖尿病発症の差は明確ではありませんでした．これらのことを踏まえ，母乳栄養の効果については，栄養とアレルギー疾患の関係をより科学的に説明する必要があるとしています．

離乳食開始の時期については，早期の離乳食開始は小児期の過体重や肥満のリスクになるため，少なくとも生後4か月以前に離乳食を開始しないこと，成長・発達に伴い乳汁だけでは不足するエネルギーや栄養素補完のため，また口腔機能の観点から哺乳反射の消失する生後5～6か月に離乳食を開始する（現行どおり）と示されています．また，乳幼児期は食事内容が大きく変わるため，離乳食の進め方に関しては保護者に十分に説明する必要があること，とされています．

食べることは口だけの問題ではなく，身体，心などさまざまな要因が関係してきます．それらも考慮した形での，保護者への支援が求められています．

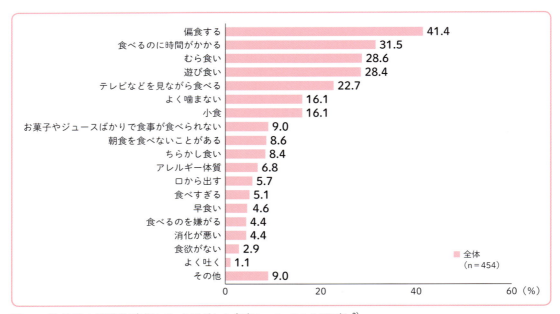

図11　乳幼児の保護者が感じている子どもの食事についての心配ごと[3]

田村文誉（日本歯科大学口腔リハビリテーション多摩クリニック　口腔リハビリテーション科）

食べること **2** 食事・間食など

食べること

2 食事・間食など

Keywords ●補食としてのおやつ　●おやつの摂り方　●食事量　●食物アレルギー

6章

相談・保健指導のQ&A〜こんな質問にこんな答え方

Q1 1歳児におやつは必要でしょうか?

A 　離乳完了期または完了したばかりの1歳児では,3回の食事でほぼ必要な栄養が摂れるようになっていますが,まだ胃の容量が小さく(1歳児では約300 mL),消化機能も未熟なため,1回に食べられる食事量は限られます.そのため,「間食」というより「補食」としてのおやつを1日1回与えて4回食としたほうが無理なく栄養を摂れると考えられます.

　補食として考えると,内容的には食事に近いおにぎりやパン,いも類などが,また食事とはちょっと違った楽しみとしては乳製品や果物などが適当と思われます.市販の菓子類ではせんべいやクッキー,ビスケットと麦茶,牛乳の組み合わせなどを,時間を決めて与えることが望まれます.食事の時間とは違う「おやつタイム」を親子で楽しむのもよいでしょう.

Q2 1歳6か月児です.野菜が嫌いなので野菜ジュースを飲ませています.むし歯になりませんか?

A 　野菜ジュースは,たしかに栄養補給という面ではある程度効果はあると思われますが,野菜代わりに野菜ジュースを与えることにはいくつか問題があります.野菜ジュースは,野菜ばかりでなく,飲みやすいように果物や糖類が添加されていることが多いものです.果物の酸や糖類を含んだ飲料を,水がわりに頻繁に飲んだり,哺乳ビンやストローつきマグでだらだら飲みをしたりすると,むし歯や酸蝕症(酸で歯が溶けること)のリスクが高くなります.
　寝る前に飲みながら寝かせたりすると,眠っ

ている間は唾液の量は少なくなるので,リスクはさらに高まります.コップで飲めるようになったら,食事やおやつのときに1日1回程度与えるのであれば問題ないでしょう.また,野菜ジュースでは野菜の繊維分を取り除いている場合もあるので,そのまま食べるのとは異なることもあります.幼児期は,においの強いものなどは避けて,食べやすそうな野菜をすこしずつ試していくとよいでしょう.家族で「どんな音がする?」と噛んだときの音や食感を確かめ合ったりしながら,食べられる野菜を増やしていけるとよいですね.

6章 相談・保健指導のQ&A〜こんな質問にこんな答え方

Q3 2歳児ですが、寝る前に何か食べたがります。食べた後そのまま寝てしまうこともあるので、むし歯になりそうで心配です。

A 眠っている間は唾液分泌量が少なくなるので、口の中の自浄性が著しく低下します。寝る直前に食べたり飲んだりしてそのまま眠ってしまうと、口の中に飲食物が残ったままになりやすく、特に糖分を含む飲食物では酸の産生が起こり、むし歯のリスクが高まります。1歳ごろの就寝時哺乳をはじめとして、寝る前の飲食の習慣はやめさせたいものです。

そのためには、まずは夕食をしっかり食べられるよう、おやつや甘味飲料を与える時間を工夫しましょう。夕食から寝るまでの時間が長い場合は、消化のよいおやつや果物を早めに与えて、それから歯磨きをしましょう。「寝る前は湯ざまし、または麦茶にする」ということを家族で決めて、子どもにもよく言い聞かせていくことが大切です。

Q4 3歳児です。ジュースや甘いお菓子を食べる習慣がついてしまいました。どのようにしたらよいでしょうか？

A 甘いお菓子や甘酸っぱいジュースの味は、子どもにとって魅力的なので、一度味を覚えてしまうと積極的にほしがる子どもが多いようです。特に、3歳を過ぎて友だちが増えると、友だちの家でお菓子やジュースを

いただく機会も出てきます。食事の前に糖分の多い菓子類やジュースを摂ると、食事のときにはまだ血糖値が高く、空腹感がないので食欲も出ません。結果、食事量も減ってしまいますが、すこし時間が経つとお腹が空いてしまって次の

図1 おやつや飲み物のむし歯のなりやすさ
(母子衛生研究会編：むし歯にならないための生活習慣　乳幼児の歯の健康　おやつシート)

食事の前にまたお菓子などをほしがる，といった悪循環に陥りがちです．

このような習慣に陥らないために，まずは，食生活の規律性をつけることが大切です．食事と食事，食事とおやつの間隔を2時間以上は空けて，食欲を育てることが重要です．しかし，一度覚えた甘いお菓子を禁止するのは難しいこ

とがありますので，むし歯になりやすい菓子類（図1）はできるだけ避けて，1日1回のおやつの組み合わせを工夫しましょう．クッキーやパンケーキなどには牛乳か麦茶を，ジュースのときにはせんべいなどを組み合わせるなど，おやつと飲みもののどちらかはむし歯になりにくいものにするとよいと思います．

Q5 4歳児ですが，朝食を摂らないことが多いので心配しています．毎日，朝食を摂らせるにはどうしたらよいでしょうか？

A 4歳というと，もう保育園か幼稚園に通園していることが多いと思います．朝食を摂らないとエネルギー不足になって，午前中の遊びや活動のパワーが不足してしまいます．子どもが元気に1日を過ごすためにも，最初の食事である朝食をしっかり摂ることが大切です．

子どもが夜遅くまで起きていて，寝る前に食べたり，睡眠不足だったりすると，朝起きたときに空腹感があまりなく，食欲がなかったり，

機嫌が悪くなり，朝食を食べたがらないことも多いようです．1日の生活リズムのなかで，早寝早起きを心がけて睡眠時間を十分に確保する，外遊びなどでお腹を空かせて食欲を高めるなどの対応をしていくとよいでしょう．

また，朝起きてから登園するまでに時間が短いと，朝食を食べない子どもが多くなるともいわれています．急かされないで食事ができるくらいの時刻に起床させることも大切でしょう．

Q6 食事の量が少なめなので気になっています．しっかりと食べさせるにはどうしたらよいでしょうか？

A 子どもの食事量には個体差がみられるものです．極端に少なく体重増加があまりみられない場合は，小児科への相談が必要になることもありますが，元気に活動していてその子なりの体重増加があるならば，心配はいらないと思います．量は少なくても，なるべくいろいろな種類の食べものを食べさせてあげましょう．もともと少食の子どもに食事量を強制すると，食べる意欲が低下したり，極端な場合は拒食的な行動につながったりすることがあります．まずは食べられる量を用意して，食べきれたら「もう少し食べる？」と聞くくらいの

アプローチでいいと思います．

ただし，食事はあまり食べたがらないのにすぐお菓子やジュースをほしがるような場合は，別のアプローチが必要です．食事より甘いお菓子や飲みものを好む子どもは多くみられますが，おやつは昼食と夕食の間に1回（できれば夕食の2～3時間前くらい）と決めて，内容も甘い物に偏らないようにしましょう．糖分の多い飲食物を食事前に摂ると，お腹が空かないので食事量が少なくなるのも当然といえるでしょう．

6章 相談・保健指導のQ&A～こんな質問にこんな答え方

Q7 歯をじょうぶにする食べものはありますか？

A 歯は身体の一部ですので，じょうぶな歯をつくるためには，まずはバランスよく栄養を摂ることが大切です．また，食べものの観点から歯の栄養や健康を考えると，歯が形成される時期に必要な栄養が不足しないようにすることも重要でしょう．

歯の発生段階（歯胚形成）には良質のタンパク質が，歯が硬くなる石灰化の段階ではカルシウムとリンが必要になり，さらにカルシウムの代謝を助けるためにはビタミンDが必要です．また，エナメル質や象牙質などの歯質の基礎をつくるためにはビタミンAやDが重要です．

乳歯の歯胚形成は胎生7週ごろから，石灰化は胎生4か月ごろから始まります．永久歯も胎生期から歯胚形成が，出生時頃から石灰化が始まり，親知らずを除く永久歯の歯冠が完成するのは8歳ごろです．この期間（胎生期から8歳ごろまで）は栄養障害による歯の形成不全が生じる可能性があるため，特にカルシウムやビタミンが不足しないように気をつけたいものです．

Q8 卵アレルギー，牛乳アレルギーといわれました．歯や骨をじょうぶにしたいのですが，何を食べさせたらよいですか？

A 卵と牛乳のアレルギーがあると，歯や骨の形成に必要なタンパク質やカルシウムの摂取不足が心配になるかもしれませんね．アレルギーの程度によって，完全除去が必要な場合もあれば，加熱すれば大丈夫な場合もあるので，主治医や栄養士とよく相談して，食べてもよい食品から必要な栄養を摂るようにしましょう．

卵（鶏卵）アレルギーでは，タンパク質が不足しないように魚（サケ，タラ，イワシなど），肉（牛肉，豚肉），大豆製品（豆腐，納豆など）を活用しましょう．また，牛乳アレルギーでは，小魚，大豆製品（豆腐，納豆，調整豆乳など），ひじき，野菜（小松菜，切り干し大根など）などを摂ってカルシウムが不足しないようにしましょう．

さまざまな食材を食事に取り入れていけば，栄養のバランスもとれて，成長に必要な栄養も補えるものと思われます．最近では，卵や牛乳を使わない食事やおやつのレシピ本なども発刊されているので，参考にしてください．

解説 食事・間食についての考え方

乳幼児の食生活は，発育の各ステージにおいて大きく変化します．ここでは，乳児期，幼児期前半（1〜2歳代），幼児期後半（3〜5歳代）の3ステージに分けて考えていきます．

乳児期

乳児期前半は哺乳が中心の時期で，母乳や育児用ミルクから栄養を摂取します．最初は胎児期に培った哺乳反射で乳汁を吸啜していた乳児も，徐々に反射をコントロールして効率よく哺乳することを覚えていき，1回の哺乳量が増えると授乳間隔も空いてきます．生後4か月ごろからは哺乳反射が減弱・消退してきて，生後5〜6か月からは離乳が始まります．

乳児期後半には，離乳食のステップアップに伴って，まず口唇での捕食や成熟嚥下を覚え，次いで舌での押しつぶし，歯肉での噛みつぶしを覚えます．食べる機能の発達に合わせた離乳食の食形態の調整や介助が望まれます．また，はじめは1日1回の離乳食から始めて，2回食，3回食へと進んでいきますが，この時期は離乳食とともに母乳や育児用ミルクを与えて栄養を補います．

最近は「ベビー用おやつ」なども市販品が増えていますが，乳児期は特に間食を与える必要はないと思われます．また，この時期に果汁（ジュース）やイオン飲料を哺乳ビンで与えることは，齲蝕予防の面から避けたいものですし，これらの飲料の甘酸っぱい味に慣れてしまうと，水や麦茶を飲まなくなることが多いので気をつけるようアドバイスしましょう．

幼児期前半

1歳代は身体発育が著しく，また歩行が開始されて動きも活発になる時期です．第一乳臼歯が萌出して歯をつかった咀嚼機能が発達する時期でもあるため，食べられる食品の幅が広がり，3回の食事でほぼ必要な栄養が摂れるようになって，離乳は完了期を迎えます．ただ，1〜2歳代は乳歯列が完成前の時期なので，うまく噛めない食品も多くみられます．食べにくい食事は，食べる意欲を減退させ，「ためる」「丸のみ」などの食べ方の問題につながりやすいので，噛みつぶす程度でまとまりやすい食形態にするなどの配慮が必要です．

1〜2歳児が1日に必要なカロリーは，男児950 kcal，女児900 kcalといわれており，体重に比して多くのエネルギーが必要とされます．しかし，1〜2歳児の胃の容量はまだ小さいため，1回に食べられる量も少なく，3回の食事では量，栄養の両面で不足しがちです．それを補うために間食が必要になり，この時期の間食は「おやつ」というより「補食」の意味が大きいと思われます．以前は，午前・午後の2回の間食が勧められていましたが，子どもの栄養状態の向上や高カロリーな食品の増加などで，間食は午後1回として「4回食」として考え，午前中は牛乳などの飲み物だけにするという考え方もあります．

睡眠や食事を中心に1日の生活リズムが確立されていく時期なので，早寝早起きや，朝食をしっかり食べる習慣をつけていきたいものです．親といっしょに遅くまで起きていて起床が遅くなると，3回の食事のリズムがうまく整わず，寝不足で食欲がなくなって食事量が減り，頻繁に間食や飲みものをほしがるようになりがちですので注意が必要です．また，授乳の習慣が続いている子どもに対しては，眠っている間は唾液の分泌が減少するため，就寝前の授乳は齲蝕のリスクを高めることを保護者に説明し，

6章 相談・保健指導のQ&A～こんな質問にこんな答え方

卒乳を勧めていきましょう．

この時期から甘味菓子類や甘味飲料を摂りはじめると，齲蝕の発生リスクが高まります．特に哺乳ビンやストロー付きマグなどでジュースや乳酸飲料，イオン飲料などの糖分の多い酸性飲料を飲んだり，これらの飲料を水がわりに頻繁に飲んだりしていると，齲蝕と酸蝕の両方の問題が起こるので要注意です．

幼児期後半

3歳を過ぎると，多くの子どもが保育園や幼稚園に通園するようになるため，1日の生活リズムにも規律性が出てきます．朝・夕の自宅での食事と園での昼食で，家族や友だちといっしょに食事をしながら，新しい食材を体験して食べ方を覚えたり，食事のマナーなども覚えたりしていきます．味覚が発達し，味による好き嫌いなどもみられやすい時期なので，楽しい食事の場ですこしずつ食べてみることで，食べられる食材のレパートリーを増やしていけるよう援助していくことが大切です．子どもの食事量には個人差も大きいため，体重の増加が順調ならあまり量にこだわる必要はないと思われます．食べる意欲を高めるためには「おいしく，楽しく食べる」ことが重要ですので，食事量を強要したり，嫌がる食べものを身体によいからと無理に食べさせたりすると，食べる意欲を失わせてしまうことがあります．

おやつを友だちの家で食べる機会も出てくるため，甘味菓子類（あめやチョコレートなど）の味を覚える子どもも増えます．齲蝕誘発性の高い甘味菓子類の頻回摂取は，齲蝕予防の面からは避けたいものです．糖分を含む菓子類でも，摂取後に口の中に残りにくいものを選びます（図1）．食事の内容ばかりでなく，食べ方（飲食回数や食べている時間，食事と間食の間隔など）が齲蝕の発生に大きくかかわります（図2）．

この時期のおやつ（間食）には，「食事とは違う楽しみ」の要素も出てくるので，上手に組み合わせを考えることを伝えましょう．乳製品や果物，いも類などがお勧めですが，市販の菓子類には麦茶を，ジュースには甘くないおやつを組み合わせるなどの工夫も必要です．おやつには，単なる補食的な意味合いばかりでなく，家族や友だちといっしょに楽しいひとときを過ごす意義も大きいと思われます．ゆったりくつろげる場で，皆で分け合って食べることで「楽しいおやつタイム」にできるといいですね．

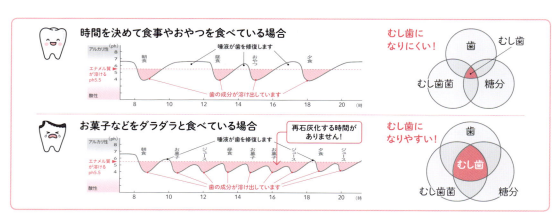

図2 食事・おやつの食べ方と歯の表面（プラーク）の酸性度（pH）
（母子衛生研究会編：むし歯にならないための生活習慣　乳幼児の歯の健康　おやつシート）

井上美津子（昭和大学歯学部　小児成育歯科学講座）

予防 **1** 日常生活とむし歯予防

予防

1 日常生活とむし歯予防

Keywords　● 食生活習慣　● 甘味摂取　● 歯磨き
● 齲蝕原因菌への感染　● フッ化物の応用

6章

相談・保健指導のQ&A〜こんな質問にこんな答え方

Q1　むし歯予防で大切なことは何ですか?

A　口と身体の健康は一体です. そのことを考えれば, 日常の生活習慣を整え, 食事の時間に空腹になっていること, また, 歯磨きの習慣が当たり前の状態をつくることが大切だと考えられます.

仕上げ磨きでは, 子どもの年齢が低いうちは嫌がって暴れるようなこともあるでしょう. そのようなときも大きな声を出したり, 威圧的になったりしないように心がけます. お風呂で数を数えるときのように「10 数えながら磨く」などの工夫をしてみるのもよいでしょう.

一番大切なのは, このような助言を定期的に受けられるように, かかりつけの歯科医院をもつことです. 子どものお口の問題点を早期に発見し, 治療に至らないような環境を整えるために歯科医院を上手に活用することも有効です.

Q2　子どもが好きなものばかり食べるので困っています.

A　せっかく栄養のバランスを考えてつくった食事を残されることは, 保護者にとってあまりうれしくないことでしょう. 子どもが食事をしっかりと摂るためには, 第一に, 食事の前に空腹な状態にすることがとても大切です. 空腹な子どもは何でもしっかり食べることができますが, お腹が空いてないとあまりおいしく感じられないものは残すことになるので, 結果として栄養のバランスが偏ってしまいます.

そのうえで, 奥歯がまだ生えていない子どもには, 調理の形態が固かったり, 大きすぎたりしないか, 子どもの処理能力に見合った食事になっているかを確認しましょう. 嫌いな傾向のある食べ物は「細かく刻む」などの工夫もときには必要です.

さらに, 子ども一人で食事をする"孤食"にならないよう, また, テレビなどに集中してしまわないよう, 食事中はみんなで楽しく食べられるような雰囲気づくりにも配慮してください. せっかく空腹で食事が始まったのに, ジュースなどの甘い飲みものでお腹が満たされると食事が食べられなくなることも考えられます. 流し込みの原因になるため, 食事中にむやみに水分を摂取しないように心がけ, 内容はお茶や水などにするとよいでしょう.

99

6章 相談・保健指導のQ&A〜こんな質問にこんな答え方

解説 齲蝕予防についての考え方

口腔内疾患，なかでも硬組織の疾患である齲蝕は，乳幼児健診で適切な助言などを行うことにより予防が可能です．

齲蝕の発症のメカニズム

齲蝕は，歯にプラーク中に含まれる齲蝕原因菌が付着することで，細菌が糖質を代謝して酸を産生し歯を溶かしてしまう疾患です．細菌が存在すること，糖質が供給されることなどが齲蝕の罹患環境を成立させる条件となります．

齲蝕の予防のために

出生直後の子どもの口腔内には齲蝕原因菌は存在しません．そのため，まずは細菌への感染を遅らせることが大切です．具体的には，大人と同じ食具を使用して食物摂取をしないなど，乳幼児の周囲で大人の口腔内に存在する細菌が飛散するような行為を避けることです．

次に，プラークそのものを除去すること，つまり歯口清掃の実施も重要です．また，細菌は糖質を代謝することにより活発に酸を産生するため，その摂取を控えることです．さらに，細菌が存在し，酸を産生している条件下でも歯が溶かされないように，歯自体を強くする方法として，フッ化物の応用が考えられます．これには，歯科医院でのフッ化物塗布，家庭でのフッ化物洗口，フッ化物入り歯磨剤の使用があります．

健診でアドバイスしたいこと

健診において提案可能な齲蝕予防のアドバイスには，以下のようなことが考えられます．

齲蝕原因菌への感染を予防し，遅らせるには，一番近くにいる両親と同じ食具を使わないことはもとより，祖父母に預けるときなどにも注意し，兄や姉がいる場合には自分が食べているものを下の子の口に入れないなど，説明と見守りを提案するのがよいでしょう．また，歯磨きの際はもっともプラークが飛び散りやすいので，小さい子どもの周囲での歯磨きは避け，洗面所で行うことを兄・姉を含め習慣にすることが大切です．

次に糖質の摂取については，子どもはお菓子などの食品を好むと言われますが，大人が購入して与えなければ子どもはそのような食品の存在も知りません．糖質は空腹を満たしますが，与える時間によっては食事の邪魔にもなるので，できれば3歳前には控えるのがよいと考えられます．また，チョコレートなどは刺激物でもあります．そのため，3回の食事をしっかり摂り，健康的な生活が送れるよう，できるかぎり糖質摂取の体験を遅らせ，量などをコントロールするよう提案するのがよいでしょう．

歯は萌出後1年6か月から3年間は表面が未成熟で，成人よりはるかに軟らかい状態になっています．そこで，フッ化物の使用を提案しますが，フッ化物の導入には個人的な指導が必要ですので，ぜひかかりつけの歯科医をもち，指導を受けるよう提案してください．

集団健診において，上記の内容を提案することは容易ではありません．また，糖質摂取について提案しても，日常生活習慣などの生活背景を確認しないと実効性のある提案にはならないかもしれません．健診という短時間のかかわりにおいては，事前調査票などを有効に活用し，ポイント絞って，簡潔で理解しやすい説明をすることが大切です．困っている人には上手に打開策を提案できれば，健診の場がよい結果をもたらすことになると考えます．

早川　龍（東京都板橋区・早川歯科医院）

予防 2 歯磨き・フロス

Keywords
- 仕上げ磨き　● 歯磨き事故　● 歯間部清掃
- 歯磨剤（歯磨きペースト）　● デンタルフロス

Q1 歯磨きはいつから，どのような道具で始めたらよいのでしょうか？

A 歯磨きは乳歯が生えると同時に始めましょう．まずは，子どもをあお向けに寝かせ，頭を保護者の膝の上にのせます（図1）．そして，最初は指で口の中に触れてください．特に上唇の裏側を触られるのを嫌がりますが，すこしづつ範囲を広げ時間を長くすることで，口の中を触られることに慣れてきます．はじめのうちは水で湿らせたガーゼや綿棒などで清拭するとよいでしょう．

慣れてきたころ，乳児用歯ブラシでの歯磨きを始めます．ほんのすこしの軽い力で歯に触れましょう．嫌がらずにできるよう話しかけたり，数を数えたりして，短時間で終わるように工夫します．上手にできたことをほめてあげることも忘れないでください．

乳児期は上の歯や歯肉に哺乳時の乳かすが付着していることが多くみられます．むし歯の原因にならないようガーゼなどで拭ってあげるとよいでしょう．特に睡眠時は，むし歯予防作用のある唾液が少なくなるため，就寝前の歯磨きはとても効果的です．

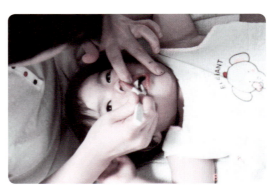

図1 寝かせ磨き

Q2 1歳0か月児ですが，歯磨きは一人でさせてよいのでしょうか？

A 1歳前後はまだ立ち歩きを始めたころなので，歩き方が安定せず，転びやすい時期です．手の動作もまだぎこちなく，転んだときにうまく手がつけません．ましてや歯ブラシを口にくわえたまま転んではたいへんです．頬粘膜やのどに歯ブラシを突き刺す事例も多く報告されています（p.47 参照）．したがって一人での歯磨きは決してさせてはいけません．

また，歯磨き操作は，プラークの付着しやすい部位をていねいにブラッシングすることが求められます．1歳前後では運動機能が十分発達しておらず，歯ブラシを正しく把持し，細かくブラッシングする操作はできません．また，歯

6章 相談・保健指導のQ&A〜こんな質問にこんな答え方

ブラシを咬んで毛先をすぐに痛めてしまいます．したがって歯ブラシを持たせるとすれば習慣づけの意味しかありません．このようなことからもこの時期では一人で歯磨きはさせないほうがよいでしょう．

Q3 1歳6か月の子どもが歯磨きをしようとすると暴れて嫌がります．どうしたらよいでしょうか？

A この年齢のころは，歯磨きを嫌がる時期ですが，やさしく話しかけたり，楽しい歌を歌ったりしながら辛抱強く，毎日，笑顔で磨いてあげてください．歯磨き嫌いにしないためには，習慣になるまではとにかく痛くしないこと，無理矢理しないことに心がけ，保護者の方もいっしょに歯磨きをするとよいでしょう．また，寝かせ磨きをするときは，時間をかけずに効率よく行うことです．

下の前歯はむし歯になりにくい場所ですが，歯ブラシは比較的当てやすく，導入にはもってこいの場所です．しかし，1〜2歳でむし歯になりやすいのは上の前歯です．ここは敏感なため，唇をめくってやさしく磨いてあげないと嫌がります．上唇小帯（上の真ん中の前歯の間にある歯肉のスジあるいはヒダ，図2）といって，この部分に歯ブラシが強く当たるとその刺激で痛いのです．

数を数えながら，歌を歌いながら，歯磨きの動画を見ながらなどいろいろ工夫して仕上げ磨きの習慣をつけてください．

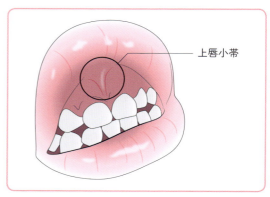

図2 上唇小帯

Q4 歯磨きをしている最中にけがをすることがあると聞きました．どういうことでしょうか？

A 1歳を過ぎると立ち歩きを始める子どもも多くなってきます．しかし，この年齢では重心も高く，また手足のバランスも十分でなく安定した歩行運動ができないため，転倒や壁にぶつかることも多くみられます．乳幼児の子どもが歯ブラシを口に入れたまま歩いて転ぶと，歯ブラシをのどや頬の粘膜に突き刺すことになり，たいへん危険です．手術や入院など重大な事故につながるケースも発生しており，消費者庁や日本小児歯科学会からも注意喚起の情報がでています（p.47 参照）．歯磨きの習慣づけを早期に始めることはよいことですが，乳幼児に歯ブラシを持たせて，口に入れたまま歩かせることは絶対に避けてください．

また，さまざまな形状の歯ブラシが発売されていますが，安全重視でつくられた歯ブラシであっても保護者がそばにいて，目を離さないことが大切です．

予防 **2** 歯磨き・フロス

Q5 3歳児です．仕上げ磨きはいつごろまで行ったほうがよいのでしょうか？

A 年齢が上がり乳歯列が完成していくにしたがって，むし歯になりやすい部位も変化してきます．3歳児では奥歯の噛む面や頬面の溝がむし歯になりやすいので，仕上げ磨きではしっかりその部位を清掃してください．4〜5歳では奥歯の歯と歯の間がむし歯になりやすいためデンタルフロスが欠かせず，仕上げ磨きが必要です．

6歳前後では永久歯が萌出しはじめますが，萌出後3〜4年はむし歯になりやすいため，やはり仕上げ磨きを継続します．したがって，仕上げ磨きは小学校中学年の10歳ころまではされたほうがよいと考えます．また，プラーク染め出し液を使って汚れの付着しやすい部位を視覚的にチェックすることもお勧めします．

Q6 3歳6か月児です．どうしたら歯磨きの習慣がつくのでしょうか？

A 3歳過ぎは，物事について理解しはじめる時期であるため，歯磨きの大切さを教えるのによい時期です．「歯の汚れは細菌の塊です．唾が少ない睡眠時はむし歯になりやすいので，夜寝る前には，歯をきれいにしましょう」あるいは「歯は食べるための道具です．お箸やお皿を洗うのと同じように，歯の汚れも落としましょう」など，歯磨きの必要性をわかりやすく説明しましょう．絵本などを利用するのもよいでしょう．

さらに歯磨きは決して痛くないことを伝え，遊びのなかで楽しみながら仕上げ磨きを受ける習慣をつけましょう．姿勢はこの時期も寝かせ磨きが基本です．

また，このころは自分で歯磨きをしたがる時期でもあります．プラーク染め出し液を使って子どもが自分で磨いた後，保護者が点検し仕上げ磨きをする方法もあります．お気に入りの歯磨きペーストがあれば，歯磨きの最後に使ってもよいでしょう．歯磨きの後はほめるようにし，やさしく接してあげましょう．

Q7 歯と歯の間の清掃について教えてください．

A 乳歯列では歯と歯の間に隙間がある場合とない場合があります．隙間がない場合は，この部位にむし歯ができやすくなります（隣接面むし歯）．これを予防する道具がデンタルフロスで，この部位のプラークを除去することを「フロッシング」とよびます．歯ブラシによるブラッシングではこの隣接面のプラークは取れません．

現在たくさんの種類のデンタルフロスが市販されており，フロス（糸）を適当な長さに切って使うタイプとホルダーつきのタイプがあります（図3）．使い慣れていない方にはホルダーつきのタイプをお勧めします．

6
章

相談・保健指導のQ&A〜こんな質問にこんな答え方

6章 相談・保健指導のQ&A～こんな質問にこんな答え方

〈使い方〉

歯と歯の間の歯面に沿わせながら，のこぎりを引くように前後させてゆっくり挿入します．歯の側面をこすりながら，2～3回上下に動かします．

・**指に巻きつけるタイプ**（図3-①，4-①）

使用する分だけ切って使用します．中指に何回か巻き付けて，人差し指で押しながらピンと張った状態で使います．

・**ホルダーつきタイプ**（図3-②，4-②）

歯ブラシと同じように保管します．糸がほつれたり切れたりするまで使うことができます．

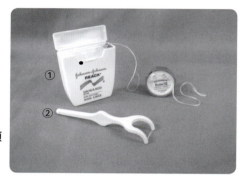

図3 デンタルフロスの種類
①指に巻きつけるタイプ
②ホルダーつきタイプ

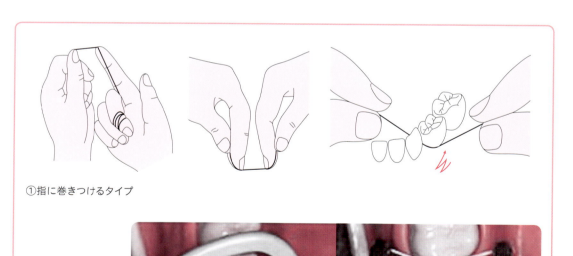

①指に巻きつけるタイプ

②ホルダーつきタイプ

図4 デンタルフロスの使い方

Q8 歯磨剤を間違ってのんでしまいました．大丈夫ですか？

A 小児に対して勧められている小豆大くらいの使用量であれば，のみ込んでも心配はいりません．歯磨剤の基本成分には研磨材，湿潤剤，発泡剤，粘結剤，香味剤，着色剤，保存料が含まれ，これにフッ化物など薬効成分が加わっています．ペーストタイプ，リキッドタイプなどで研磨材や湿潤剤の配合が異なりますが，食品や医薬品として使われている成分であり，のみ込んでも安全性は確かめられています．

しかし，元来，吐き出すことを前提としているため，子どもが上手に吐き出すことができるようになってから使用するのがよいでしょう．低年齢児で吐き出しがまだできない場合は，仕上げ磨きの後に拭き取ってあげれば，残留した歯磨剤をのみ込んでも問題はありません．

また薬効成分に含まれているフッ化物の急性中毒（嘔吐，下痢）発現量は，体重10 kgの幼児で1,000 ppmのフッ化物配合の歯磨剤20 gとされていますので，歯磨剤は乳幼児の手の届かない場所に保管してください．

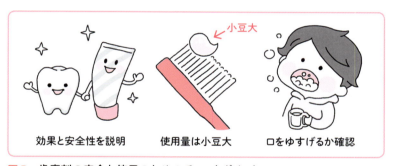

図5 歯磨剤の安全な使用のためのチェックポイント

6章 相談・保健指導のQ&A〜こんな質問にこんな答え方

解説 歯ブラシの選び方と歯磨剤の使用について

　日本国内では3歳児の齲蝕有病率は15.8%となっており，子どもの齲蝕が減っています．この要因には歯科医療の進歩もありますが，保護者の齲蝕予防への意識の高まりが大きいと考えられます．小児期の齲蝕予防習慣が青年期以降の本人の健康意識の自律にもつながっていくことを考えると，仕上磨きの習慣は保護者が子どもへ贈る貴重な財産の1つといえるでしょう．以下に保護者に伝えたい歯ブラシ・歯磨剤の選び方や歯磨きのポイントをまとめます．

歯ブラシの選び方（図6）

1）選び方

- 子どもの口の中の状態はそれぞれ違うので，子どもの口腔の成長に合った歯ブラシを選ぶようアドバイスをします．
- ヘッドの大きさは小さめ（子どもの人差し指の第一関節より短いもの）
- 毛の長さは短め（6〜8mm）で，普通の毛の硬さのもの
- ネックの部分はストレートでグリップが握りやすいもの

2）保管方法

　使用後の歯ブラシは流水でよく洗い，水分を切って風通しのよいところで乾燥させるように伝えます．

3）取り替え時期

　歯ブラシは消耗品であり，毛先が開いてしまうと歯肉を傷つけることがあります．歯ブラシを裏側から見て，毛が見えるようなら取り替え時期であると説明します．

歯磨剤（歯磨きペースト）

　歯磨きの目的はプラークを物理的に除去することです．歯磨剤を使うと発泡作用で口の中が唾液と泡であふれるため，たちまち歯磨きができなくなることが懸念されます．しかし，現在，歯磨剤の約91%にフッ化ナトリウムやモノフルオロリン酸ナトリウムなどのフッ化物が含まれています．このフッ化物が歯の成分と結合して強い結晶の歯質となり，齲蝕原因菌から代謝される酸による歯質の溶解を防ぎます（耐酸性強化）．したがって，フッ化物の効果を期待するならば，歯磨剤を最初は使わないで歯磨きをした後，小豆大の歯磨剤を歯ブラシにつけて歯磨きを行い，ゆすぐことをアドバイスします．ぶくぶくうがいができない場合は，使用後に拭き取ります．歯磨剤の味が嫌いな子どもに対し

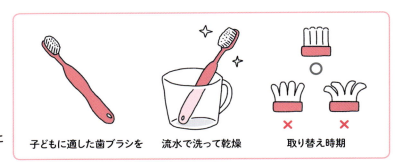

図6　歯ブラシの使用についてのアドバイス

子どもに適した歯ブラシを　　流水で洗って乾燥　　取り替え時期

ては，無理に使う必要はありません．

年齢に合った歯磨きのポイント

年齢によって，齲蝕になりやすい場所が変わります（図7）．齲蝕になりやすい部位を重点的に歯磨きするように伝えます．

1）歯の生えはじめ〜2歳

歯ブラシの感触に慣れさせましょう．この時期は，上顎乳前歯の隣接面，歯頸部が特に齲蝕になりやすいので注意しましょう．生えている歯の数には個人差があります．

2）3〜5歳

乳臼歯の生えはじめのころは咬合面が齲蝕になりやすいので，しっかり磨くようにアドバイスしましょう．齲蝕になりやすい場所は臼歯部の咬合面から隣接面へと移っていきます．このころから，歯と歯の間に隙間がない子どもではデンタルフロスを使うよう勧めます．

3）6歳前後

生えて間もない永久歯は齲蝕になりやすいので，咬合面をしっかり磨くように伝えましょう．磨くときも単に咬合面に対して平行にするだけでなく，角度をつけて磨きましょう．

歯磨きの基本

プラークが付着しやすい部位を知っていただきましょう．プラークが付着しやすい部位は齲蝕ができやすい部位でもあります．一般的な3つの不潔域を伝えるとよいでしょう（図8）．プラーク染色液が市販されているのでときどき使って，プラークが溜まっていないかチェックしてもらうのもよいでしょう．

鉛筆の持ち方（ペングリップ）で歯ブラシを持つと，細かく動かすことができます．

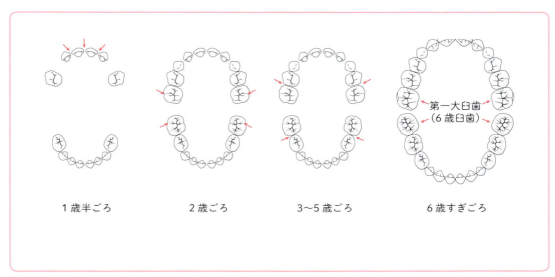

図7 年齢に合わせた歯磨きのポイント（矢印は齲蝕になりやすい部位）

6章 相談・保健指導のQ&A〜こんな質問にこんな答え方

定期健診と歯磨き指導

歯が生えたら3〜4か月に1度はかかりつけ歯科医院で定期健診や歯磨き指導を受けるように伝えましょう．齲蝕や歯肉炎などがなければ予防を継続し，万一問題が起きていれば早期の処置を行います．これを成人以降も続けることで，一生お口の健康が維持できることを理解していただきましょう．

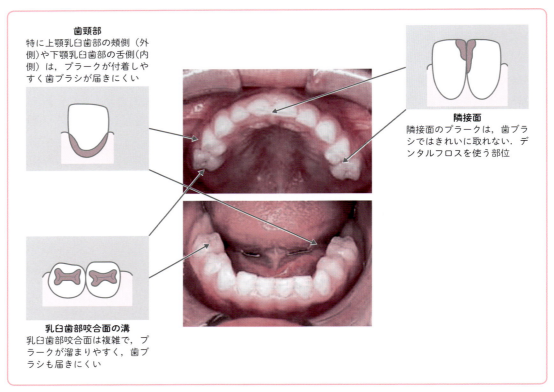

歯頸部
特に上顎乳臼歯部の頬側（外側）や下顎乳臼歯部の舌側（内側）は，プラークが付着しやすく歯ブラシが届きにくい

隣接面
隣接面のプラークは，歯ブラシではきれいに取れない．デンタルフロスを使う部位

乳臼歯部咬合面の溝
乳臼歯部咬合面は複雑で，プラークが溜まりやすく，歯ブラシも届きにくい

図8 齲蝕ができやすい部位

香西克之（広島大学大学院 医系科学研究科 小児歯科学研究室）

予防 3 フッ化物の応用

Keywords
- フッ化物の全身応用と局所応用
- フッ化物歯面塗布
- フッ化物配合歯磨剤

Q1 フッ化物を使うとむし歯にならないのでしょうか？

A むし歯は，むし歯菌が糖質をエネルギーとして酸を産生し，その酸で歯が溶ける現象で，歯（歯の質，形態），細菌（むし歯菌），糖質の3つの要因と時間が関係して発生します（図1）．フッ化物を使うと歯の質は強化されて，酸に対する抵抗性（耐酸性）が高まるのでむし歯になりにくくなりますが，歯磨きが不十分で歯に細菌の塊であるプラークが付着した状態で，糖分を多く含む食品を食べることが続けばむし歯になります．つまり，フッ化物を使ってもほかの2つの要因が守れなければむし歯になってしまうのです．

むし歯予防で一番大切なことは，正しい生活習慣を守ることです．歯磨き習慣を身につけること，食生活習慣では，強い歯をつくるためにバランスのとれた食事をよく噛んで食べること，間食の砂糖の量と回数を減らすことがむし歯予防につながります．

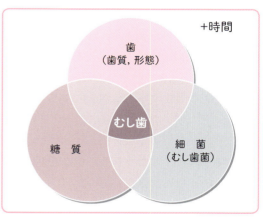

図1　Keyesの3つの輪[1]

Q2 フッ化物を応用する方法には，どのようなものがありますか？

A むし歯予防のためのフッ化物応用法には全身応用と局所応用があります（表1）．わが国では全身応用としての水道水フロリデーション（水道水へのフッ化物添加）は実施されておらず，フッ化物添加食品としてガムが認められているのみです．局所応用としては，歯科医師や歯科衛生士の専門職によるフッ化物歯面塗布と，むし歯になりやすい歯の溝やくぼみをシーラント材（フッ化物含有樹脂）で埋めるシーラントがあります．シーラントはむし歯になりやすい場所を埋めることで物理的な面でむし歯を予防できるほか，シーラント材の中に入っているフッ化物が徐々に放出して歯質が耐酸性に改善する科学的な効果もあります．また，家庭で取り組める方法としては，フッ化物配合歯磨剤の使用とフッ化物洗口法があります．

6章 相談・保健指導のQ&A〜こんな質問にこんな答え方

表1 フッ化物の全身応用と局所応用の予防法
（文献2を改変）

全身応用	水道水フロリデーション 食品へのフッ化物の添加（食塩，ミルク，ガム） フッ化物サプリメント
局所応用	フッ化物歯面塗布 シーラント フッ化物洗口 フッ化物配合歯磨剤

Q3 フッ化物歯面塗布は，何歳から行うとよいですか？

A フッ化物歯面塗布（図2）は，乳歯が生えてきて歯の全体が見えたころ（1歳ごろ）から実施することができます．フッ化物歯面塗布は，生えてきた直後の歯に対して行うのがもっとも効果的です．歯は結晶体が未成熟の状態で生えてくるので，生えてから2〜3年の間はむし歯になりやすく，注意が必要です．その反面，フッ化物への反応性も高いので，フッ化物塗布を行うとフッ素（フッ化物イオン）の取り込み量は多くなり，歯質の改善に効果的です．フッ化物歯面塗布は，新しい歯が生えてくるたびに繰り返し塗布することで効果が高まります．したがって，最後の永久歯（第二大臼歯）が生えて2〜3年後の15歳ごろまでの間に，3〜6か月間隔でフッ化物塗布を行うのがよいでしょう．

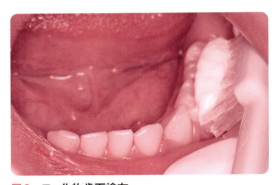

図2 フッ化物歯面塗布
フッ化物歯面塗布は歯ブラシや，綿球，綿棒，トレーを使って行う．塗布後は薬剤の効果を持続させるために30分程度うがいや飲食を控える

Q4 家庭でフッ化物を使うことは可能ですか？

A 家庭では，フッ化物配合歯磨剤を使用しての歯磨きや，フッ化物洗口を行うことができます．

フッ化物配合歯磨剤は，欧米などの先進諸国で子どものむし歯が急激に減少したことで高く評価されています．日本においても流通している歯磨剤の約90％にフッ化物が配合されています．2017年にはフッ化物イオン濃度の上限を1,500 ppmとする高濃度フッ化物配合歯磨剤が新たに認可されました．フッ素濃度が高いほうがむし歯予防効果は高くなります[3]．世界保健機構（WHO）推奨[4]の利用方法と齲蝕予防のエビデンスに基づき，4学会（日本口腔衛生学会，日本小児歯科学会，日本歯科保存学会，日本老年歯科医学会）では2023年に「4学会合同のフッ化物配合歯磨剤の推奨される利用方法」を発表しました（図3，表2）．安全かつ高いむし歯予防効果のためには，年齢に合わせた

予防 **3** フッ化物の応用

大きさの歯ブラシを使用し，年齢に適した歯磨剤の用法と用量を守ることが大切です．場合により子どもの体格の成長に合わせて使用量の調整をします．1,000 ppm を超える高濃度フッ化物配合歯磨剤は6歳未満の子どもには使用は控え，手の届かないところに保管する注意が必要です[6]．

日常の歯磨きで使用する1回分を誤ってすべてのんだとしても，フッ化物の急性中毒量は体重1 kg あたり2 mgF とされていますので急性中毒の心配はありません[7]．しかし，うがいが上手にできない低年齢の子どもや仕上げ磨き

を寝かせて行っている場合には，歯磨剤をのみ込みやすいので注意が必要です．歯磨きの最中にのみ込んでしまう場合は，乳幼児では歯磨剤の残りをふき取ること，幼児では仕上げ磨きの最後に歯磨剤をつけて磨くなどの工夫をするとよいでしょう．

フッ化物洗口は，低濃度フッ化物溶液で洗口する方法（**表3**）で，局所応用のなかでは費用対効果が最も優れているとされています[10]．うがいが確実にできる（1分間水を保持でき，うがい後に吐き出せる）4歳以上の子どもが適応になります．適応が4歳以上ですので乳歯に

年齢	使用量 （写真は約2 cmの歯ブラシ）	フッ化物濃度	使用方法
歯が生えてから2歳	米粒程度 （1～2 mm程度）	1,000 ppmF （日本の製品を踏まえ900～1,000 ppmF）	・フッ化物配合歯磨剤を利用した歯磨きは，就寝前を含め1日2回行う. ・1,000 ppmFの歯磨剤をごく少量使用する．歯磨きの後にティッシュなどで歯磨剤を軽く拭き取ってもよい. ・歯磨剤は子どもの手が届かない所に保管する. ・歯磨きについて専門家のアドバイスを受ける.
3～5歳	グリーンピース程度 （5 mm程度）	1,000 ppmF （日本の製品を踏まえ900～1,000 ppmF）	・フッ化物配合歯磨剤を利用した歯磨きは，就寝前を含め1日2回行う. ・歯磨きの後は，歯磨剤を軽く吐き出す．うがいをする場合は少量の水で1回のみとする. ・子どもが歯ブラシに適切な量をつけられない場合は保護者が歯磨剤を出す.
6歳～成人・高齢者	歯ブラシ全体 （1.5 cm～2 cm程度）	1,500 ppmF （日本の製品を踏まえ1,400～1,500 ppmF）	・フッ化物配合歯磨剤を利用した歯磨きは，就寝前を含め1日2回以上行う. ・歯磨きの後は，歯磨剤を軽く吐き出す．うがいをする場合は少量の水で1回のみとする. ・チタン製歯科材料が使用されていても，歯がある場合はフッ化物配合歯磨剤を使用する.

図3 **フッ化物配合歯磨剤の推奨される利用方法**　　　　　　　　　　　　　（文献5より転載）

①年齢に応じた用量をつける
②磨く前に歯磨剤を歯面全体に広げる
③2～3分間，歯磨剤による泡立ちを保つように磨く
④歯磨剤を吐き出し，5～15 mLの少量の水で約5秒ブクブクうがいを1回する
⑤磨いた後1～2時間は飲食をひかえる

表2 **フッ化物歯磨剤の効果的な使用方法**[2]

種類：フッ化ナトリウム（NaF）
濃度：約225 ppm～約450 ppm（毎日法）
　　　約900 ppm（週1回法）
方法：5～10 mLの洗口液で約30秒間洗口（ブクブクうがい）をして吐き出す
注意：洗口後は約30分は飲食物をとらない

表3 **フッ化物洗口**[11]

6章 相談・保健指導のQ&A〜こんな質問にこんな答え方

対するむし歯予防法としては不十分で，永久歯に対する予防手段であるといえます．生えた直後の歯質の成熟を助け，初期むし歯（酸で溶かされて脱灰した歯質）を再石灰化する作用もあるため4〜14歳ごろまでの継続実施が推奨されています[12]．毎日法と週1回法があり，それぞれ使用するフッ化物溶液のフッ素濃度が異なります．家庭で行う方法のほかに学校などの施設単位で集団的に実施する方法があります．フッ化物洗口剤も2015年に誰でも薬局で購入できるようになりました．

解説　フッ化物応用についての基本的な考え方

フッ化物によるむし歯予防は，世界保健機構（WHO）や世界150以上の保健関連団体がフッ化物の安全性や効果を元にその利用を勧めており，厚生労働省，日本歯科医師会，日本学校歯科医会を通じて推奨されています．欧米諸国における齲蝕減少に有効な手段として実績があり，その有効性は疫学的データにより示されています．

フッ化物（フッ素）とは何か

フッ素（fluorine，元素記号F）とは，ハロゲン属の非金属で生体必須微量元素です．人間の体内において，カルシウム，カリウム，ナトリウム，マグネシウム，鉄に次いで含有量が多いのがフッ素です．自然界ではフッ素単体では存在せず，フッ化物（fluoride）として多く存在し，食品にも含まれています（表4）．特に海産物中には高濃度のフッ化物が含まれており，日常の飲料水，お茶などからも摂取しています．

フッ化物の齲蝕予防メカニズム

フッ化物による齲蝕予防作用は，第一には生えた直後の歯に作用して結晶性を改善して歯質の成熟を助けること，初期齲蝕の歯質の再石灰化を促進することにより歯質を強化し，耐酸性を向上することです（図4）．さらにプラーク内の齲蝕原因菌に直接作用して糖の分解を阻害し，酸産生を抑制します．この2つの作用により齲蝕予防効果が発揮されます．

齲蝕予防の実際

小児は同じ年齢でも個人差があるうえに，齲蝕のリスクも異なります．齲蝕予防にはQ1で解説したように，齲蝕の原因になる各因子に対する予防を行うことが必要ですが，基本となるのは正しい生活習慣を身につけることです．食生活ではショ糖を多く含む食品の回数と食べ方に注意すること，衛生習慣としては，口腔内や小児の発達段階に合わせた歯口清掃方法を習得することです．さらに，かかりつけ歯科医院で

表4　自然界のフッ化物量

食品群	フッ化物量（ppmF）
穀類・イモ類	0.1〜2.0
豆類	0.5〜3.0
果実類・野菜類	0.1〜1.0
海藻類	0.6〜2.0
食塩	0.5〜3.0
緑茶・紅茶	0.3〜0.7
魚介類（なま）	1〜15
肉類	0.3〜2.0
牛乳	0.1〜0.3
川の水	0.2〜0.7
土壌	300

（文献14を改変）

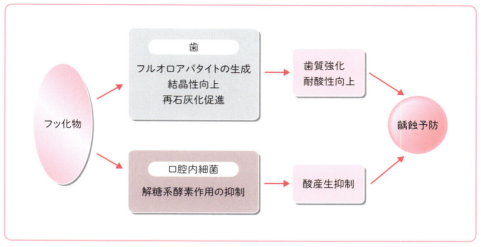

図4 フッ化物の齲蝕予防機序[15]

表5 各種フッ化物応用法の齲蝕予防効果（文献8より引用）

方法	用いられるフッ化物	フッ化物イオン濃度	抑制率
フッ化物歯面塗布法	2％フッ化ナトリウム（NaF）溶液 酸性フッ素リン酸溶液　第1法 　　　　　　　　　　　第2法	9,000 ppm 12,300 ppm 9,000 ppm	20～40％（永久歯） 20～50％（永久歯）
フッ化物洗口法	NaF：0.05％（毎日法） 　　　0.1％（毎日法） 　　　0.2％（週1回法）	225 ppm 450 ppm 900 ppm	20～50％（永久歯）
フッ化物配合歯磨剤	フッ化ナトリウム（NaF） フッ化第一スズ（SnF_2） モノフルオロリン酸ナトリウム（Na_2PO_3F）	500～1,500 ppm 500～1,500 ppm 1,000 ppm	15～30％

定期的に口腔内のチェックを受けて，口腔の健康に対する意識を小児期から育てることも大切です．

表5に示すように齲蝕予防のためにフッ化物を応用することの有効性は明らかです[15]．わが国では水道水フロリデーションやフッ化物サプリメントの服用など全身応用が実施されていないので，複数の局所応用法を組み合わせてもフッ化物の過剰摂取になることはなく[16]，複数の局所応用を組み合わせることで，齲蝕予防効果は相乗的となります．したがって，個々の齲蝕リスクに合わせ，効果が期待できる正しい方法を指導することが求められています．

浜野美幸（東京都大田区・千葉歯科医院）

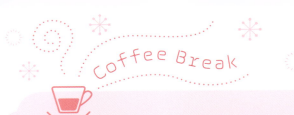

歯の形成不全と栄養

　乳幼児の齲蝕は年々減少してきていますが，成人の齲蝕はあまり減少していません．厚生労働省による歯科疾患実態調査では，3歳時点における齲蝕経験歯数は，1993年（平成5年度）の3.2本から2016年（平成28年度）には1.0本にまで減少しました．ところが35～44歳においては，1993年が15.5本，2016年が12.1本と低い減少率にとどまっています．つまり，乳幼児のみならず，学童期から成人に至るまでの継続的な齲蝕予防が大切なのです．特に成人の齲蝕は小窩裂溝部に多く認められることから，シーラントによる予防が効果的であることが欧米の調査から示されています．米国では学校現場でシーラントを行うプログラムが実施され，効果をあげています．

　また，乳歯および永久歯の形成不全が増加しています．乳歯における形成不全に起因した齲蝕は，HAS-ECC（Hypoplasia-associated Severe Early Childhood Caries）として，また永久歯の切歯と臼歯に限局した形成不全はMIH（Molar Incisor Hypomineralization）とよばれ，対応が必要な新たな歯科疾患として注目されています．

　歯の形成は，妊娠期間中から出生後まで継続して行われていますが，この期間の栄養摂取も歯の形成には極めて重要です．歯や骨の形成にはカルシウムやビタミンDの摂取が大切ですが，最近では母乳中のビタミンDが減少していることや，食物アレルギーの予防，あるいはアレルギーのためにアレルゲンの除去を行っている子どもにおいて，栄養の偏りを生じていることも報告されています．したがって，妊娠中から子育て期間をとおして適切な栄養バランスを母子ともに維持することが大切です．

　歯科における保健指導は，これまで行われてきた口腔衛生指導やフッ化物の応用にとどまらず，これからは栄養学的な指導も必要となってくるでしょう（図）．

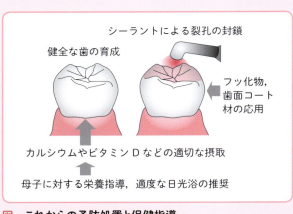

図　これからの予防処置と保健指導

福本　敏（東北大学大学院歯学研究科 小児発達歯学分野，九州大学大学院 歯学研究院 小児口腔医学分野）

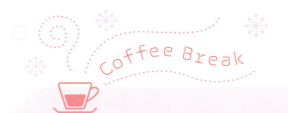

歯の発生について

　ヒトの歯には，乳歯と永久歯の2種類がありますが，一般の方のなかにはすべての歯が乳歯から永久歯へと生えかわると思われている方もときどきみられます．

　ここで改めて整理すると，乳歯は上下顎左右合わせて全部で20本，永久歯は全部で32本と数に違いがあります．片側8本の永久歯のうち，乳歯から永久歯へと生えかわるのは，前歯から5本目までの永久歯で，「後継永久歯」または「代生歯」ともいい，それらの後ろの3本の永久歯（大臼歯）には乳歯が存在せず，「加生歯」ともいわれています（図）．

　さて，われわれの身体はこれらの歯をいつから，どのようにつくるのでしょうか．歯の発生は母親の胎内にいる胎生第6週ごろの極めて早い時期に，口腔粘膜上皮の一部が歯肉の内側に向かって層状に堤（総歯堤）をつくることによって始まります．その総歯堤から枝状に外側歯堤ができ，そこに最初の歯の芽（歯胚）が誕生することによって，まず最初に乳歯がつくられます．

　さらに，この枝が分岐し，その分岐した枝（代生歯堤）に永久歯の芽（永久歯歯胚）が生まれ，永久歯がつくられます．一方，大臼歯は，総歯堤が顎の成長に合わせて口の奥に向かって成長しつづけ，そこに大臼歯の芽（大臼歯歯胚）が直接でき，つくられます．通常，最後にできる第三大臼歯（親知らず）が完成するのは20歳前後です．

　歯は身体の成長に合わせた壮大なプロジェクトのなかで長い時間をかけて順番につくられていきます．それゆえ，歯が生えてすぐに齲蝕になって歯が壊されていくのはとても悲しいものです．

　患者さんにはときには歯が口の中に出てくるまでの壮大な話も交え，歯を大切に磨いて汚れや細菌から守るようアドバイスをしてください．

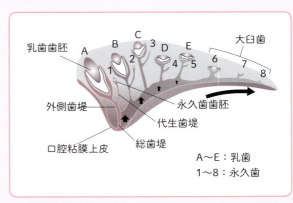

図　歯の発生

岩本　勉（徳島大学　大学院医歯薬学研究部　小児歯科学分野）

6章 相談・保健指導のQ&A〜こんな質問にこんな答え方

歯の病気

1 むし歯・酸蝕症

Keywords ●感染の窓 ●酸蝕症 ●むし歯の治療

Q1 親子の間でむし歯菌がうつると聞いたのですが，どのようなことに気をつければよいですか？

A むし歯の原因菌であるミュータンスレンサ球菌は，保護者（特に母親）の唾液から子どもに感染します．子どもに感染しやすい生後19〜31か月ごろの期間を「感染の窓」といい，ちょうど乳歯の萌出期にあたります（図1）．ミュータンスレンサ球菌の型と菌量は，親子間で強い関連がみられます．

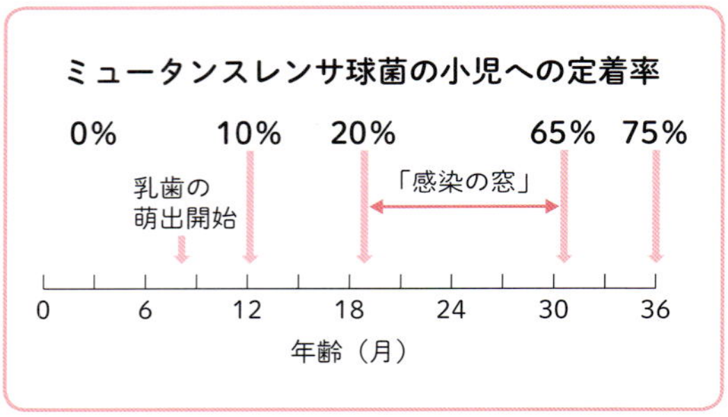

保護者にむし歯があり，唾液中の原因菌量が多い場合，早い時期から子どもに感染しやすくなり，子どもの菌量も多くなります．まず注意すべきことは，子どもの歯が生えてくる前に保護者がむし歯を治療し，歯磨きをしっかりとする習慣をつけることです．保護者の口の中の原因菌が少なければ，感染率は下がり，定着を遅らせることができます．また，食べものの噛み与えや歯ブラシや食器の保護者との共有も避けたほうがよいでしょう．

子どもにミュータンスレンサ球菌が感染した後は，子どもの口の環境が強く影響するので，砂糖入りの飲食物の摂取頻度を減らし，保護者が子どもの歯磨きをていねいに行うことが大切です．

図1 ミュータンスレンサ球菌の小児への定着
（文献1より改変）

Q2 2歳の子どもの口の中全体にむし歯があるといわれました．ジュース類が好きなので毎日飲ませていますが，歯磨きを頑張ればむし歯の進行は止まるでしょうか？

A むし歯がエナメル質の表面だけでなく，歯質の中まで進行した場合，表面だけをよく磨いても，進行を遅くする可能性はありますが，進行を止めることはできません．むし歯は治療をしない限り進行します．

ミュータンスレンサ球菌をはじめとするプラーク中の細菌は，飲食物中の糖を分解して酸を産生し，その酸が歯を溶かし，むし歯が発症します．ジュースには多量の糖（ショ糖，ブドウ糖，果糖など）が含まれており，ジュースの頻回摂取はむし歯のリスクを高めます．乳酸菌飲料やスポーツ飲料も糖を多く含むため，常飲しないよう注意が必要です．また，子どもを寝かしつけるために，就寝前に哺乳ビンでジュー

スを与えることは，むし歯のリスクを高め，「哺乳齲蝕」の原因になります（図2）．

歯質の中まで進行したむし歯は治療が必要であることを理解し，ジュースをお茶などの飲みものに変更するか，ジュースを飲む時間を決めてダラダラと飲まない習慣づけが大切です．

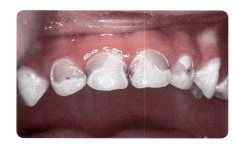

図2　ジュースの頻回摂取が原因のむし歯

Q3　子どもが「酸蝕症」といわれました．むし歯とは違うのですか？

A　むし歯は，ミュータンスレンサ球菌をはじめとするプラークの中の細菌が，飲食物に含まれるおもに糖を分解して酸を産生し，産生された酸が歯を溶かすことで発症します．これに対して酸蝕症は，歯が酸性の飲みものなどに継続的に曝されることにより，むし歯の原因菌の関与なしに歯が溶ける（脱灰）ものです．健康な子どもの場合は酸性飲料の過剰摂取がおもな原因と考えられています．多くのジュース類は酸性であり，スポーツ飲料，柑橘類のジュース，炭酸飲料は強い酸性（約pH 2.0〜4.0）です．これらの飲料には糖も多く含まれるので，酸蝕症だけではなく，むし歯も同時に発症していることも考えられます．

酸蝕症が疑われた場合は，常飲する酸性飲料の摂取を中止します．エナメル質の表面に脱灰があり，歯の表面が白く濁ったようになっている場合は，歯科医院で高濃度のフッ化物を塗布すると同時に，家庭でフッ化物ジェルなどを使用することで，ある程度の歯の修復（再石灰化）が見込めます．歯が削れてしまうような重度の酸蝕症では，むし歯と同様の治療が必要となり，歯科材料で修復する必要があります．

Q4　4歳の子どもの奥歯がむし歯で抜歯が必要といわれました．抜歯したあとの歯は抜けたままですか？

A　乳歯の奥歯をむし歯で抜歯した場合，長期間放置すると，後方の歯が前方に移動したり，抜歯した歯と咬み合っていた歯が移動したりします．結果として，抜歯した乳歯の後から生えてくる永久歯のためのスペースが失われ，位置に異常が生じ，歯ならびが悪くなることがあります．このようなことを防止するために，「保隙装置」とよばれる装置を装着します（図3）．保隙装置は，後方の歯が前方に移動することを防ぐ「支え」の役割を果たします．

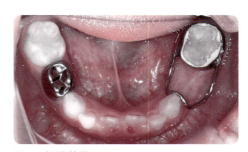

図3　保隙装置

また，可撤保隙装置とよばれる，義歯タイプの装置を用いれば，支えの役割だけでなく，噛むこ

6章 相談・保健指導のQ&A～こんな質問にこんな答え方

とや見た目も回復できます．装着後は，定期的に装置の状態を確認し，調整や作りかえが必要となる場合があります．保隙装置は，永久歯が萌出してくるまで年単位で長期間使用します．

Q5 乳歯がむし歯になりました．生えかわる歯だと思いますが，治療しなくてはいけませんか？

A 乳歯のむし歯を放置すると，さまざまな問題が連鎖して発生するため，治療が必要です．

①**痛みと咀嚼能の低下**：乳歯のむし歯が進行すると，誘発痛や自発痛などの痛みが生じ，食べものが十分に摂取できなくなります．

②**むし歯のリスクの上昇**：むし歯を放置すると，むし歯の原因菌量が減らず，新たな発生リスクが高まります．

③**永久歯への影響**：乳歯の歯根に病気が生じた状態を長期間放置すると，後から生える永久歯の色や形に異常があることがあります．また，永久歯の生える方向や位置に異常が生じます．

④**歯ならびへの影響**：乳歯の崩壊や喪失があると，隣の歯や咬み合う歯が移動し，将来の永久歯の萌出スペースが喪失し，歯ならびや咬み合わせに悪影響が及びます．

⑤**発音や舌運動への影響**：上顎の乳前歯の崩壊や喪失があると，発音の発達に影響するだけでなく，舌を突き出す癖の原因にもなります．

⑥**全身的・心理的影響**：歯の痛みや喪失により食べものの摂取が不十分になると，全身的な成長不良や抵抗力の低下につながります．むし歯の原因菌が二次的にほかの組織に障害を及ぼすことがあります（歯性病巣感染）．むし歯は見た目の悪さや口臭の原因となり，子どもの心理に悪影響を及ぼします．

Q6 むし歯で神経を取りました．永久歯には影響がありませんか？

A 歯科医師は適切に乳歯の根管治療（むし歯になった歯根の治療）を行いますから，基本的には問題ありません．多くの場合，健全な歯と同様に永久歯に自然に生えかわります．しかし，根管治療を行った乳歯は，歯根の吸収時期が本来よりも早まったり遅くなったりすることがあります．その影響で，永久歯の生える時期も前後することがあります．また，根管治療を行った乳歯は，歯根の病気を再発することがあり，その場合，後から生えてくる永久歯が病気になった乳歯を避けるため，生えてくる方向や位置に異常が生じることがあります（図4）．永久歯の歯胚（歯の卵）が顎骨中で成

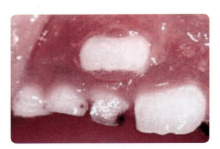

図4 永久歯がむし歯になった乳歯を避けて生えてきた

長中に，乳歯の歯根の病気に長期間曝されたことによる永久歯の色や形の異常は「ターナー歯」と呼ばれます．このような問題が生じる可能性があることから，根管治療を行った乳歯は，定期的にエックス線検査で経過観察します．

解説 齲蝕発症のメカニズム

齲蝕発症の4大因子

齲蝕は，ミュータンスレンサ球菌を原因菌とする感染症であり，この細菌は保護者（特に母親）から子どもに伝播し，口腔内に定着します．齲蝕の発症には，ミュータンスレンサ球菌をはじめとするプラーク（歯垢）中の細菌の存在と，飲食物（特にショ糖）の摂取状況が強く関係します．加えて，子どもの歯や唾液の性質も関連があります．1960年代にKeyesは，齲蝕の発症要因として宿主因子（歯や唾液），食餌因子，細菌因子の3因子がすべてそろった場合に発症するという説を提唱しました．その後，Newbrunが齲蝕が発症するには一定の時間がかかることから，「時間」を第4の因子として加えました（図5）[2]．

宿主因子としては，歯の存在，歯のエナメル質の成熟度，歯の形態，歯ならび，唾液分泌量，唾液の緩衝能（口腔内のpHを保つ作用），唾液中の抗菌物質などが挙げられます．食餌因子としてもっとも重要なのはショ糖（砂糖の主成分で，ブドウ糖と果糖が結合した二糖類）であり，糖質の摂取量や摂取頻度が齲蝕の発症に強くかかわります．細菌因子としては，齲蝕の原因菌であるミュータンスレンサ球菌がもっとも重要であり，この菌が種々の口腔内細菌を巻き込んで形成するプラークの存在が齲蝕の発症に強くかかわります．これらの3因子が一定時間共存することにより齲蝕が発症するため，食餌因子や細菌因子を食後すぐに適切な歯磨きにより除去すれば齲蝕の発症は抑えられると考えられます．

齲蝕の発症機序（図6）

①プラークの形成

歯の表面のエナメル質に，齲蝕の原因菌であるミュータンスレンサ球菌が初期付着します．ミュータンスレンサ球菌は，ショ糖を分解して，

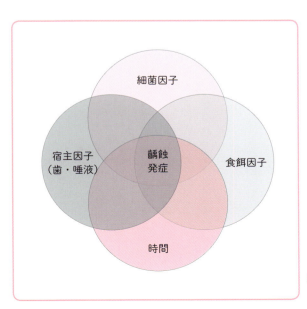

図5　齲蝕の4大要因
（文献2を改変）

6章 相談・保健指導のQ&A～こんな質問にこんな答え方

粘着性物質であるグルカンを産生して歯の表面に強く付着し，ほかの口腔内細菌も巻き込んで，プラークを形成します．

②酸の産生

歯の表面に形成されたプラーク中のミュータンスレンサ球菌をはじめとする細菌が，飲食物中の糖（特にショ糖）を分解して，酸（おもに乳酸）を産生します．この酸の作用により，歯の表面のエナメル質が溶かされ（脱灰），齲蝕が進行していきます．

ブドウ糖溶液で洗口したときのプラークのpHの変化は「ステファンカーブ」で表されます（図7）．プラーク中の細菌は糖から酸を産生し，プラークのpHは数分以内に急激に低下し，エナメル質が脱灰しはじめる臨界pH（約pH 5.4）よりも酸性となります．その後，唾液の緩衝作用によって徐々にpHは上昇し，約20分で臨界pHに戻り，約40分で元の約pH 7.0に戻ります．エナメル質はこの臨界pHを境に，脱灰と再石灰化を繰り返して健全な状態を保っています．注意すべきことは，このpHのカーブは，ブドウ糖溶液が1回だけ加わったときの変化であるため，時間をあけずに糖が頻回に摂取されれば，プラークのpHは下がったままとなります．すなわち，エナメル質の脱灰は継続し，齲蝕が進行していきます．

したがって，齲蝕の発症を抑えるためには，毎食後にていねいに歯磨きをして，プラークと糖を含む食渣を除去すること，また，糖の摂取量と摂取頻度をコントロールすることが大切です．

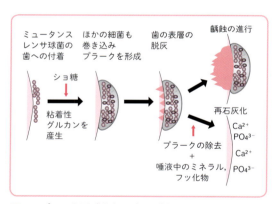

図6 プラーク形成とむし歯の進行

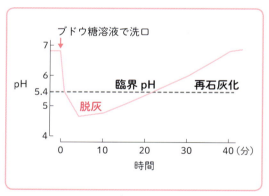

図7 ステファンカーブ[3]

清水武彦（日本大学松戸歯学部 小児歯科学講座）

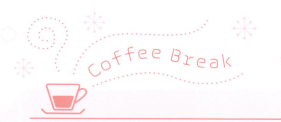

歯数異常について

　歯の数の異常には2種類あり，歯の数が本来よりも多い「過剰歯」と，歯の数が少ない「歯の先天性欠如」があります．いずれも，乳歯より永久歯のほうが高い頻度でみられます．

　過剰歯はおよそ1％程度の頻度でみられ，もっとも多いのは上顎の前歯部で，「正中過剰歯」とよばれます（図）．5～7歳くらいで上顎前歯部に萌出してくることが多く，正中過剰歯が2歯あることもあります．また，正中過剰歯が逆生（逆向き）に上顎の中に埋伏していることもあり，この場合，過剰歯は口腔に萌出することはありません．正中過剰歯の方向にかかわらず，上顎の前歯の成長や歯ならびに悪影響を及ぼすため，発見された場合には早期に抜歯する必要があります．あわせて，矯正治療を要することがあります．これらの歯の先天性欠如はエックス線検査により診断されます．

　永久歯の先天性欠如は，第三大臼歯を除くと，およそ5％程度の頻度でみられます．第三大臼歯を除いて欠如の頻度が高い永久歯は，下顎前歯，下顎第二小臼歯，上顎側切歯です．どの永久歯も欠如することがありますが，欠如しにくいのは第一大臼歯（6歳臼歯）です．多数の歯が欠如していることもあります．

　歯の先天性欠如も過剰歯と同様に，歯ならびや咀嚼能率の低下に影響するため，矯正治療や補綴治療を要することがあります．過剰歯と歯の先天性欠如は，いずれも遺伝的な要因が発症に関係していると考えられています．

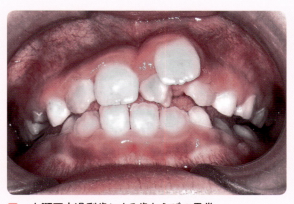

図　上顎正中過剰歯による歯ならびの異常

清水武彦（日本大学松戸歯学部　小児歯科学講座）

6章 相談・保健指導のQ&A～こんな質問にこんな答え方

歯の病気

2 乳歯の変色・着色

Keywords ●外因性の着色 ●内因性の変色 ●外傷

Q1 3歳児ですが，ほかの子どもたちと比べると，前歯の表面が茶色くなっているように見えます．特に歯肉に近いところが濃くなっています．むし歯でしょうか？

A 歯の表面が黄ばむ原因には，歯の清掃不良，乳歯の形成不全そして細菌性の着色などがあります．通常，3歳から歯磨きの練習を始めますが，まだまだ自分だけでは磨くことができません．特に子どもが嫌がって歯肉に近い部分に磨き残しがあることがよくあります．これらは保護者による正しい仕上げ磨きにより改善されるでしょう．

しかし，十分に磨いても表面が茶色く見える場合には，ウーロン茶などに含まれるタンニン鉄による着色や，細菌性の着色（図1）が起こっていると考えられます．また，口腔内にはさまざまな常在細菌が混在していますが，そのなかに歯の表面を茶色や黒くするものがあります．

この場合は，家庭での歯磨きだけでは除去が困難なので，歯科医院での機械による除去が必要です．しかし，一度着色した部分を除去しても1～2か月ほどで再発することがあります．いずれの場合も，早めの歯科医院受診をお勧めします．

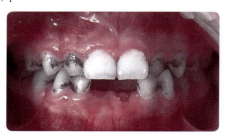

図1 乳歯における細菌性の着色

Q2 3か月前に転んで上の前歯2本をぶつけたところ，色が変わってしまい，左は元に戻りましたが右は変色したままです．放っておいてもよいでしょうか？

A 歯の外傷は，程度によって多様な症状が現れてきます．軽い脱臼程度でも徐々に歯髄が死んでしまったり，歯根が異常吸収したりすることもあります．お子さんの場合は，外傷直後より歯髄内に充血が起こって歯の変色が起こったものと考えられます．左の前歯は充血状態から徐々に回復し元に戻ったと考えられますが，右は歯の血管が根の先で断裂してしまい，歯の神経（歯髄）への栄養が供給できずに，壊死している可能性があります．このような場合には，中の歯髄を除去する必要があると思われますので，歯科医院でエックス線検査後に処置が必要でしょう．また，見た目は正常でも歯根が破折している場合もありますので，歯の外傷後には歯科医院を受診しましょう．

（詳細は，p.75～5章「歯の外傷」参照）

歯の病気 **2** 乳歯の変色・着色

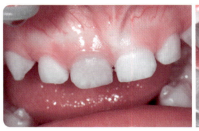
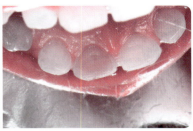

図2　外傷による歯の変色
変色は歯の裏から見たほうがわかりやすい

Q3　奥歯の溝が黒くなっているところがあります．むし歯でしょうか？

A 　乳歯のむし歯のよくできる部位は，年齢によって異なりますが，咬み合わせの部分にできるむし歯がもっとも多くみられます．歯に穴があいてなくても，黒く着色した部分はむし歯の可能性が高いと考えられます．見た目は浅くとも，乳歯のむし歯は意外と深くなっていることも多いものです．そのまま半年ほど放置すると，歯の神経まで達してしまうことも珍しくありませんので，すぐに歯科医院を受診し，治療することをお勧めします．また，たとえ着色などがみられなくとも，今後のむし歯発生を予防するために，奥歯の溝を樹脂で埋めてむし歯を予防するシーラントをお勧めします．

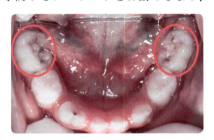

図3　乳臼歯の咬合面にできたむし歯

Q4　5歳児です．奥歯の歯と歯の間が黒く見えます．大丈夫でしょうか？

A 　乳歯の奥歯は，永久歯よりも汚れがたまりやすく，5歳ごろより歯と歯の間にむし歯ができることがよくあります．見た目よりもむし歯が進んでいることも多く，はっきり穴が開いてむし歯とわかるようになるころには，歯髄炎まで進行していることが多いものです．幼児は，むし歯ができても冷たいものや甘いもので痛みを訴えることが少なく，放っておくと予想以上に進行していることがあります．早めに歯科医院を受診して，エックス線検査と治療を行うようお勧めします．

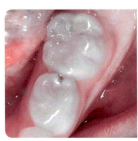
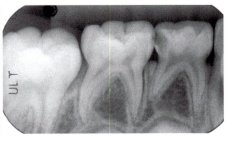

図4　歯と歯の間にできたむし歯
エックス線検査でむし歯が歯髄近くまで進行していることがわかった

6章 相談・保健指導のQ&A〜こんな質問にこんな答え方

解説 乳歯の変色・着色の原因と対応

歯は，種々の原因により変色や着色を起こし，色調の変化や異常がみられることがあります．一般的に歯の変色は内因性の原因によって起こり，着色は外因性の原因で起こるといわれています．

外因性の着色の原因

外因性の着色の原因には，以下が挙げられます．

①コーヒー，ウーロン茶などに含まれているタンニン鉄や色素による沈着
②色素産生菌より産生された色素による着色
③フッ化ジアミン銀による着色
④タバコによる着色（成人の場合）

このほかにも，初期齲蝕の部分に色素が沈着し，着色する場合もあります．また，斑状歯などのエナメル質形成不全が起きている部分に色素が沈着し，着色する場合もあります．

内因性の変色

形成中の歯に全身に循環した色素物質が沈着し，歯の変色をきたす場合があります．その内因性の色素物質には，胎児期や乳幼児期の体調不良により産出された色素物質によるものと，抗菌薬などの薬剤の服用によるものとがあります（図5）．

歯を変色させる代表的な疾患などを表に示します．重症新生児黄疸，先天性胆道閉鎖症，ポルフィリン症，新生児メレナ（図6），外傷による歯髄内出血などがあり，それぞれに特徴的な変色を示します．

また，歯自身の形成不全などによって変色して見える象牙質形成不全症（図7），歯の外傷による歯髄の充血が原因の変色や乳歯の外傷が後継永久歯の形成不全を招き，色が変色して見えるものもあります（図8）．テトラサイクリン系抗菌薬による変色はおもに永久歯でみられますが，乳歯ではおもに歯の形成時期に内因性の色素沈着が起こるので，妊娠中の母体や乳幼児が長期に服用したことが考えられます．

着色・変色の処置方法

外因性の着色に対する治療としては，ロビンソンブラシや歯科用研磨材を用いた歯面研磨が有効です．しかし，歯面の清掃を行っても，短期間に再発することも多く，この場合は定期検診ごとに歯面清掃を行う必要があります．内因性の変色では，外部より研磨や漂白を行っても

表 歯の変色の原因と色

疾患	原因物質	色
重症新生児黄疸, 先天性胆道閉鎖症	ビリルビン, ビリベルジン色素	緑色, 酸化の程度により青, 紫, 黄色など
新生児メレナ, 血液不適合など		緑や黄色
ポルフィリン症	ポルフィリン	赤, 暗褐色
テトラサイクリン系抗菌薬の長期投与	テトラサイクリン	黄色, 灰褐色
歯の外傷	血色素	ピンク, 赤, 壊死により灰褐色
象牙質形成不全症		オパール様色

歯の病気 **2** 乳歯の変色・着色

効果は少なく，抜髄後に内部より漂白するか，表面のコーティングや歯冠修復が行われます．

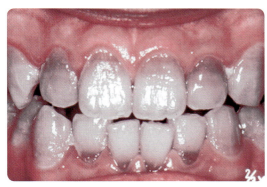

図5　テトラサイクリン系抗菌薬による永久歯の変色

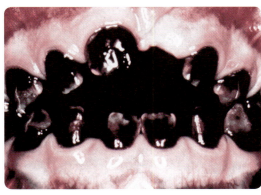

図6　新生児メレナによる歯の変色

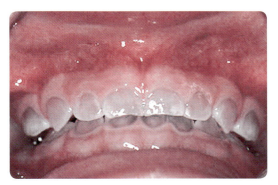

図7　象牙質形成不全症による乳歯の変色

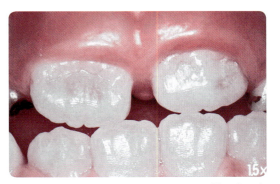

図8　乳歯の外傷により起こったエナメル質形成不全症

尾崎正雄（福岡歯科大学　成長発達歯学講座　成育小児歯科学分野）

6章 相談・保健指導のQ&A〜こんな質問にこんな答え方

歯列・咬合

歯ならび・咬み合わせ

Keywords
- 反対咬合
- 交叉咬合
- 霊長空隙
- 遺伝的要素と環境的要素
- 口腔習癖

Q1 3歳です．前歯がデコボコに生えてきました．このままで心配ないでしょうか？

A 3歳はすべての乳歯が生えそろう時期です．生えたばかりの乳歯の歯ならびはデコボコしていることがあります（図1）．これは，歯の芽が骨の中でつくられるときに，必ずしもきれいに並んでいるとは限らないからです．その後，生えてきた乳歯は舌や唇，頬などの周囲の筋肉の力や，顎の成長に伴う土台の広がりによって，きれいに並んでいこうとします．したがって，すぐに歯ならびの治療が必要ということはありません．しかし，周囲の筋肉の力のバランスが指しゃぶりや口呼吸などの口の癖によって乱れ，顎の成長が十分に得られないときれいに並ばなかったり，将来，永久歯の歯ならびもデコボコになってしまったりする可能性があります．また，デコボコしていることで汚れがたまり，むし歯になりやすくなるため，ていねいな歯磨きが必要です．

幼児の歯ならびや歯磨きについて適切な指導をしてもらうために，専門的な知識をもった歯科医院を受診されることをお勧めします．

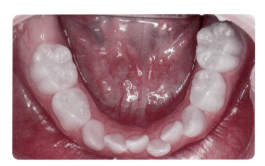

図1 前歯がデコボコに生えてきた3歳男児

Q2 3歳です．咬み合わせが反対になっています．このままでよいのでしょうか？

A 下の前歯が数本にわたって上の前歯を覆い，上下の咬み合わせが逆になっている状態を「反対咬合」といいます（図2）．

乳歯の反対咬合の原因には，上と下の前歯の傾き方，下顎を前に出す癖，上顎が小さい，下顎が大きい等が挙げられますが，これらが複合して生じることもあります．

乳歯がまだ生えそろっていない1〜2歳ご

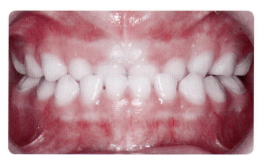

図2 乳歯列期の反対咬合

ろから前歯が反対になることもありますが、咬み合わせが安定する3歳を過ぎても反対咬合が継続している場合は、その後の顎の成長や食べ方、話し方などの学習過程にも影響するため、乳歯の時期から対処しておいたほうがよい場合もあります．また、反対咬合は永久歯に生えかわる時期に自然に治ることもありますが、遺伝的要素が強いと治りにくくなります．

4〜5歳ごろになると精密な検査と治療が可能になりますが、それ以前でも定期的に小児歯科専門医を受診し、経過を診てもらうことをお勧めします．

Q3 3歳です．交叉咬合といわれましたが大丈夫でしょうか？

A 下顎が横にずれて奥歯の上下の咬み合わせが逆になっている状態を「交叉咬合」といいます．そのため、上の前歯の真ん中と下の前歯の真ん中が大きくずれることがあります（図3）．下顎に比べて上顎の横幅が狭いことや、片側ばかりで頬づえを突くなどの癖が原因で交叉咬合になることもあります．乳歯の交叉咬合を放置してしまうと、幼児期に片側だけで噛む偏咀嚼になりやすいだけでなく、成長に伴い上下の顎の骨がずれてしまい、顔の変形を起こしてしまうこともあります．

交叉咬合は咬み合わせの問題だけではなく、咀嚼などの口の機能や、顎や顔の形にさまざまな悪影響を及ぼす危険性があります．また、自然治癒する可能性は低いといわれています．そのため、交叉咬合に気づいたら、なるべく早く小児歯科専門医を受診し、適切な時期に治療してもらうようにしましょう．

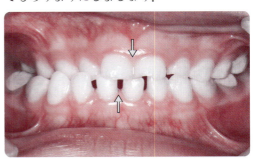

図3　乳歯列期の右側の交叉咬合と中央のずれ

Q4 3歳の子どもの歯の本数が足りません．大丈夫でしょうか？

A 子どもの歯は3歳ごろにすべて生えそろうといわれています．しかし個人差もあり、歯の生える時期がゆっくりな子どももいます．

歯の数の異常の原因として、生まれながらに歯の芽（歯胚）がないこと（図4）、歯が生える方向に何かしら邪魔をしているものがあること、あるいは2本の歯がくっついていること（癒合）等が考えられます．原因を調べるためにエックス線写真を撮って、顎の中に歯胚があるか、邪魔をしているものがないか、形に異常がない

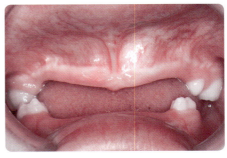

図4　部分無歯症（3歳7か月，男児）

かなどを確認する必要があります．また，乳歯をぶつけたことなどが永久歯の生え方に影響を与えることもあります．

足りない歯の数や場所によっては見た目の問題や，食事のときによく噛めない，話をするときに息が漏れて聞き取りにくいなどの症状が出ることもあります．このような場合は子ども用の入れ歯を入れる必要があります．

3歳を過ぎても歯が生えそろわない場合には小児歯科専門医で検査してもらいましょう．

Q5　5歳です．前歯の歯ならびに隙間があり，気になります．

A　乳歯の時期の歯ならびにみられる隙間は，異常ではありません（図5）．もともと乳歯の正常な歯ならびには，「霊長空隙」とよばれる隙間がみられます．また，永久歯の幅は乳歯より大きいので，成長するにつれて，歯が生えかわる場所を確保するために顎の骨が大きくなります．そのため，6歳臼歯が生えるころになると，前よりも隙間が目立つようになりますが，これをうまくつかって永久歯が並んでいきます．したがって，乳歯の歯ならびにみられる隙間は，その下の永久歯，特に，前歯が生えてくるときに場所を提供する大事な役目を果たしています．しかし，「過剰歯」や「癒合歯」といわれる生まれつき歯の本数や形の異常が原因で歯ならびに大きすぎる隙間がみられる場合や，上唇の内側のヒダが太く長く前歯の間に入りこんでいる場合，あるいは指しゃぶりや口呼吸，舌を突き出す癖などによって歯ならびに異常な隙間がみられる場合には，小児歯科専門医での検査と診察が望まれます．

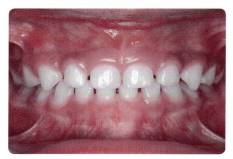

図5　乳歯の歯ならびにみられる正常な隙間

Q6　私は歯ならびが悪いのですが，子どもも将来歯ならびが悪くなりますか？　歯ならびが悪くならないために何に気をつけたらよいですか？

A　子どもの歯ならびを決めるものには，遺伝的要素と環境的要素の2つがあります．

遺伝的要素として，顔の骨格，歯が並ぶ骨の大きさや幅，上下顎の位置関係，歯の大きさなどがあります．そのため，両親の歯ならびが悪いと子どもの歯ならびが悪くなってしまう可能性があります．しかし，子どもの歯ならびは遺伝だけで決まるわけではありません．

環境的要素はさまざまありますが，特に影響が大きいものは，①食生活，②むし歯による歯の崩壊，③指しゃぶり，④舌を突出したり咬んだりする癖，⑤唇がポカンと開いている，⑤鼻やのどの病気，⑥日常の姿勢や頬づえなどの癖です．これらの問題があると，歯ならびが乱れてしまうことがあります．

気になる場合は，できるだけ早くかかりつけ歯科医を決め，歯ならびに関する検査を受けましょう．そして，前述の①〜⑥のような問題がないか，定期健診を通して管理を受けることが重要です．

解説　幼児期の歯ならび・咬み合わせの異常についての考え方

幼児期の歯ならび・咬み合わせの異常

乳幼児歯科健診では，保護者から歯ならびや咬み合わせの異常について質問を受ける機会が多くなっています[1]．低年齢児の歯ならびや咬み合わせの異常は，対象となる子どもたちの異常の程度と，精神的な発達状態や理解の程度により，対応する時期や方法に違いが生じます．また，低年齢で行われた治療は，将来にわたって永久歯の適正な歯ならびや咬み合わせをすべて約束するものではありません．

しかし，成長が終了するまでそれらの異常が見過ごされてしまうと，ものを噛み砕いたり話したりする口の機能の発達に大きな影響が生じると考えられます[2-4]．幼児期の早期治療は，単に歯ならびや咬み合わせの形態的異常を是正するだけにとどまらず，その後の成長期間において，口の機能の健全な発達を促進させる重要なはたらきを担っています[5,6]．

口腔習癖による影響

幼児期の歯ならびや咬み合わせの異常の多くは，指しゃぶりや唇咬み，口をいつも開けているなどの口に関するさまざまな癖（口腔習癖）によって引き起こされます．このため，口腔習癖が関係していると思われる異常では，その習癖が生み出された背景を的確に診断し，どのような形で習癖をなくしていくかが対処のポイントとなります．p.137 ～の「口の癖」でも述べられているように，遊びやおしゃべりをとおして自然に癖の頻度を減らしていくことが望ましいのですが，コントロールが困難な場合には，装置を使って癖の防止を試みることもあります．

口呼吸による下顎のずれ

下顎が横や後ろにずれた状態で咬み合わせができてしまうと，正面や側面の顔の形や顎の骨の成長方向に影響が現れることがあります．乳歯列期にいったん初期治療を行うことは，歯ならびや咬み合わせがよくなるだけでなく，顎や顔の成長にも好ましい影響を与えられるものと思われます[7-11]（図6）．

口呼吸は，歯ならびや咬み合わせにさまざまな形で影響を及ぼします．口呼吸は慢性鼻炎や扁桃肥大などがあると起こりやすく（図7），鼻からの呼吸が制限されるため，上顎の横方向への成長が抑えられたり，あるいは下顎を突き出して呼吸しようとするため，下顎の前下方への成長が促進されたりします．このため，上顎の歯ならびの幅が狭くなってV字型になったり，前歯の咬み合わせが反対になったり，開咬になることがあります（図8-①）．

口呼吸が治らないと歯ならびの治療もなかなか進まず，治療の効果も安定しないので，鼻か

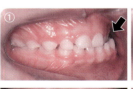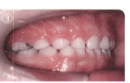
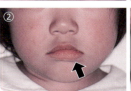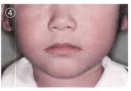

図6　咬み合わせ治療前と後の顔の変化（3歳女児）
①下顎が左側へずれて，交叉咬合（矢印）になっている
②下唇も左側にずれて（矢印），顔が非対称になっている
③臼歯部の咬み合わせが治り，下顎のずれがなくなった
④口唇のずれもなくなり，顔が対称になった

らの呼吸を回復するために耳鼻科医との医療連携が必要となる場合もあります．

過剰歯，先天性欠如歯，癒合歯による異常

正常な乳歯列の歯ならびは，上下それぞれ10本の歯でできあがりますが，ときに歯の過不足がみられることがあります．余分な歯は「過剰歯」とよばれ，上顎の乳切歯の中央部には1％以上の頻度で現れます．正常な歯と同じ方向を向いている過剰歯は歯ならびを乱しながら生えてくることもありますが，逆向きの場合は歯槽骨の中に埋もれたままになります．永久歯の生え方に影響することが予測される場合は，手術して取り出します．

歯間空隙があまりにも大きいときには，癒合歯や先天性欠如の可能性があります（図8-②，③）．後から生えてくる永久歯の数や形に影響することもありますので，小児歯科専門医への受診が望まれます．

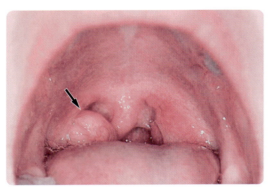

図7　口蓋扁桃の肥大（6歳女児）
大きすぎると口呼吸が誘発され，歯ならびや咬み合わせに異常が起こることがある

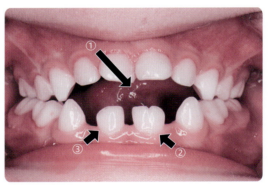

図8　3歳男児の歯ならび・咬み合わせの異常
①乳切歯の上下の咬み合わせが開いている（開咬）
②2本の乳切歯がくっついて1本になっている（癒合歯）
③2本あるはずの乳切歯が1本しかない（先天性欠如）

山﨑要一・伴　祐輔・村上大輔・菅　北斗・橋口真紀子・窪田直子・稲田絵美（鹿児島大学大学院 医歯学総合研究科 小児歯科学分野）

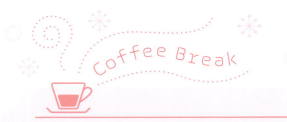

睡眠時の態癖と歯列不正の関係

　子どもの成長や健康づくりのために，よい睡眠はとても重要です[1]．しかしながら，小児を含めた現代人の睡眠時間については多くの課題があるといわざるを得ません．

　ところで，子どもたちの歯科健診時に頭や顔の形を気にして見たことはありませんか？頭や顔の形は遺伝的な要素があり，13世紀から続いたオーストリアのハプスブルグ家の人々の下顎前突は有名です．また，人種間でも異なり，欧米系は頭の前後径が長い長頭型，アジア系は頭の幅が比較的広い短頭型が多いといわれています．こうした遺伝的要因だけでなく，子宮内の圧力や産道通過時の圧迫，さらに出生後の睡眠態癖によっても影響を受けるといわれています．仰向けで寝ている時間が長ければ，頭重を含む圧力は後頭部方向にかかり，頭部後方が平らになりがちです．一方，うつぶせ寝の場合は左右どちらかに顔を向けて寝ることで側方から圧力がかかり，頭の幅が狭く前後的に長い長頭型に近くなります[2]．また，うつぶせ寝をしている人では歯列弓幅径が小さく，上顎の歯列弓長径とオーバージェットが大きくなることが示され，いわゆるV字型歯列弓を示す[3]など，歯列・咬合にも影響することが示されています．

　比較解剖学的には，脳頭蓋の増大と顎顔面部の縮小は，進化の過程でヒトの顎顔面周囲にある血管分布が退化傾向にあることと密接に関係し[4]，また，頭蓋形態の違いはあっても下顎幅径が減少する可能性[5]についても報告されています．さらに先天異常でも，尖頭や小下顎などの特徴的な頭部あるいは顎顔面の形態がみられます．もちろん，遺伝的要素は両親からそれぞれ受け継ぎますので，子どもの顎顔面の特徴がすべて父母どちらかだけの要因によるものとは言い切れません．

　保護者へのコメントには注意が必要ですが，口の中を診る前に，子どもと保護者の頭や顔の形から，睡眠態癖はもとより全身的な疾患や歯列咬合を推測し相談にのれるのは，子どもたちの健康と"健口"を守る歯科医師ならではの役割かもしれません．

島村和宏（奥羽大学歯学部　成長発育歯学講座　小児歯科学分野）

6章 相談・保健指導のQ&A〜こんな質問にこんな答え方

軟組織

舌小帯・上唇小帯・口腔粘膜

Keywords ●舌小帯短縮症　●構音障害　●舌小帯切除術　●口内炎

舌小帯

Q1 生後1か月の乳児です．舌が短いような気がしますが，授乳には支障をきたしていません．このままでよいでしょうか？

A 舌と口腔底をつなぐ薄い膜を「舌小帯」といいます（図1）．舌小帯は新生児のときは，成人より厚く短く舌の先端近くに付着していますが，顎や舌の成長とともに長く扁平に伸びていくため，授乳には支障がなくなるのが一般的です．舌小帯が短いと，授乳が上手にできないため授乳時間が長くなりますが，徐々に上手に授乳できるように成長していきます．

以前は，母乳育児推進の観点や乳幼児突然死症候群の発症の原因になるといわれたことから，舌小帯の切除手術が推進されていました．しかし，現在では医学的根拠がないと考えられているため，新生児期・乳児期には手術を行わずに経過をみていくというのが，産科・小児科・小児歯科の統一見解です．現時点では，咀嚼や発音などに関しては歯科医院で経過をみていけばよいと思います．また，舌小帯短縮症（**Q2参照**）の場合には，下顎の前歯の間に空隙が生じますが，乳歯列はもともと空隙があることが多いので，心配しなくても大丈夫でしょう．

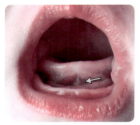

図1　生後3か月の乳児の舌小帯
この時期，舌小帯の長さは短い

Q2 5歳児です．舌で上唇をうまくなめられず，舌を前に突き出すと先がハート型にくびれます．このまま様子をみてよいでしょうか？

A 舌に運動制限がある場合には，「舌小帯短縮症」と診断されます（図2）．咀嚼，嚥下，発音などに影響を及ぼして口腔機能の発達不全を引きおこします．痛みを伴わないため子ども本人，家族にも気づかれにくいですが，舌が上手に動かせないために，食べにくい食品を避けるようになって食べものの好き嫌いの一因や"流し込み食べ"の原因にもなります．

また，5歳で発音・会話が完成するころにもかかわらず，サ行，タ行，ラ行の発音が不明瞭な場合や，早口で話すことができない場合には，小児歯科の専門医に相談するとよいでしょう．そのようなケースでは，まずは舌がコントロールできるように舌の筋機能訓練が行われます．訓練によって舌小帯が伸び，手術しなくてもよくなる場合があります．しかし，この訓練を行っ

ても，構音障害がある場合には，舌小帯切除術を行う必要があります（図3）．また，構音障害がいじめや劣等感の原因になっているケースでは，早期に手術を検討する場合もあります．

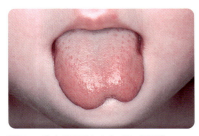

図2　舌小帯短縮症（5歳，男児）
舌小帯が短縮しているため，舌を前に出すと舌尖部がハート型を呈してる．舌もまっすぐに伸ばせず曲がっている

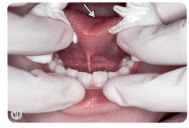

図3　舌小帯切除術（5歳6か月，女児）
①舌を挙上しようとしてもあまり上がらず，舌中央部が舌小帯により陥凹している（矢印）
②舌小帯切除術直後，舌を前に出してもハート型にならず，まっすぐ舌を伸ばすことができる

上唇小帯

Q3 1歳6か月児ですが，上唇のヒダが前歯のすぐ近くまで伸び，前歯に隙間があります．心配ないでしょうか？

A 乳幼児期には，上唇小帯（上唇と上顎をつないでいる線維の束）が前歯の間に入り込む場合（図4）がありますが，歯の萌出とともに顎骨が成長・発育し，永久側切歯に生えかわったときには問題なくなることが多いので心配はありません．しかし，上顎の側切歯（前から2番目の歯で8歳ごろに生えます）が生えても，隙間が2mm以上ある場合には，自然に隙間が閉鎖することはないといわれているので，一度小児歯科の専門医に診察してもらうとよいでしょう．また，前歯の間に隙間（正中離開）がある場合には，上唇小帯の問題だけでなく，「過剰歯」といって余分な歯がある場合や永久歯が欠如している場合があるので，エックス線写真が撮影可能な年齢（3歳ごろ）になったら一度小児歯科専門医に相談してください．

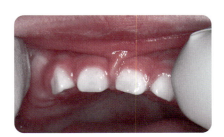

図4　前歯の間に入り込んだ上唇小帯（1歳，女児）
上唇小帯が上顎乳中切歯間まで延びているため，歯と歯の間に隙間がある

Q4 上唇のヒダが前歯の間まで伸びていて歯磨きがしにくくて困っています．

A 上唇小帯の幅が広く上唇を引っ張る力が強い場合には，上唇が動かしにくいためブクブクうがいがうまくできず，汚れが付着しやすくなり，むし歯や歯肉炎の原因にな

6章 相談・保健指導のQ&A〜こんな質問にこんな答え方

ります（図5）．仕上げ磨きをするときは，通常，利き手の反対側の人差し指で口唇や頬の粘膜をよけて行いますが，上唇小帯が前歯の間に伸びていると唇の圧が強く感じるため歯磨きがしにくくなります．このようなお子さんの場合は，利き手の反対側の人差し指を上唇と上唇小帯の間に，親指を頬に置くと人差し指が口の中で安定して保持でき，上唇小帯が傷つかないように保護しながら歯磨きをすることができます（図6）．しかし，お子さんの協力状態や上唇小帯の状態によっては歯磨きが困難な場合もあるので，お困りでしたら一度小児歯科専門医に相談してください．

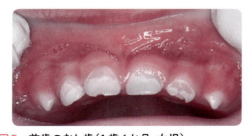

図5　前歯のむし歯（1歳6か月，女児）
甘い飲料の摂取もあったが，上唇小帯の付着が強いため，保護者の歯磨きが困難であることもむし歯の一因と考えられた

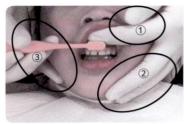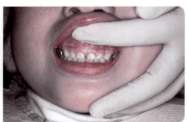

図6　上唇小帯を保護する歯の磨き方
利き手の反対側の人差し指で口唇・上唇小帯を排除し親指を頬に置く（①）．ほかの指で顎をサポートする（②）．人差し指が唇の周囲の筋肉や上唇小帯ではじかれないようにサポートしながら磨くと安定する．また，歯ブラシを持つ手を頬に固定すると行いやすい（③）

口腔粘膜

Q5　口内炎がよくできます．何に気をつけたらよいですか？

A 子どもは，成人に比べると免疫力が弱く，粘膜が軟らかいため，ちょっとした刺激でも口内炎ができます．口内炎の原因は，物理的刺激や食生活・生活リズムの乱れによる疲労の蓄積，口の中を不潔にしていることなどです．まずは生活リズムを整え，疲れすぎないように気をつけてあげることが大切です．

不規則な生活は，自律神経を乱し免疫力を下げてしまうので，早寝早起きをしましょう．食生活ではビタミンB_2（レバー，納豆，乳製品，卵など），B_6（カツオ，サンマ，レバー，卵など）は粘膜を強化し，ビタミンA（にんじん，かぼちゃ，ほうれん草など），ビタミンC（野菜，果物）は免疫力を高めるといわれています．できれば，これらをバランスのとれた食事のなかで摂取するとよいでしょう．また，砂糖の摂りすぎは，体内のミネラル，ビタミンを大量に消費するため，気をつけます．口の中を清潔に保ち，細菌やウイルスに感染しないように心がけましょう．

軟組織　舌小帯・上唇小帯・口腔粘膜

解説　舌小帯・上唇小帯・口腔粘膜についての考え方

舌小帯の役割と発育と障害

舌小帯は，舌と口腔底をつないでいる薄い膜です．新生児の舌小帯は，比較的太く短いのですが，通常は歯が萌出することで顎が成長し，徐々に長く扁平に引き延ばされ，舌の先端から中ほどに後退していきます．しかし，舌小帯が厚く成長の変化があまりない場合，位置の変化が少ない場合は「舌小帯短縮症」とされます．

舌小帯短縮症では，舌の前方・上方・側方への運動障害がみられ，舌を前方に出したときにハート状になります（図2）．しかしながら，軽症の場合は日常生活に支障がない場合があります．

咀嚼・嚥下をするときには，舌が食べものを咬合面に運んで咀嚼し，上顎（口蓋）に押しつけて嚥下します．しかし，舌小帯短縮症の場合，上手に食べものを舌で臼歯部の咬合面に運ぶことができないため，食事に時間がかかったり，"流し込み食べ"をしたり，食片をこぼしたりします．また，舌でコントロールして発音するサ行，タ行，ラ行に構音障害がみられる場合もあります．会話が聞き取りにくいため，子ども同士のコミュニケーションの障害やいじめ，劣等感の原因になることもあります．

舌小帯の異常とその対応

1〜3歳ごろまで

以前は，母乳育児推進のため，哺乳障害がある場合は，舌小帯切除術の対象とされていました．しかし，現在ではその医学的根拠がないと考えられており，乳児期には舌小帯切除術は行われなくなってきました．新生児では，はじめは授乳が困難でも，徐々に哺乳力が増し問題な

く哺乳できるようになるので，様子をみていきます．

5歳前後

5歳過ぎると，徐々に構音機能（いわゆる発音障害）が完成する時期となります．しかし，サ行，タ行，ラ行の発音が聞き取れない場合，舌小帯短縮症の可能性があります．たとえば，"白いシロクマ，尻尾も白い"と言ってもらうと"*チ*ロイ*チ*ロクマ，*チ*ッポモ*チ*ロイ"と聞こえた場合，構音障害の可能性が高いでしょう．また，食べ方に問題がある場合には一度，言語療法士，摂食嚥下リハビリテーション学会認定士や小児歯科の専門医に相談することを勧めます．

舌小帯短縮症では，舌が舌小帯で強く付着しているため，自分の意思でコントロールできない（随意運動）ことが多いので，まず，舌をコントロールできるように訓練する必要があります．この訓練は子どもの協力状態を鑑みて行います．訓練を行うことで舌小帯が伸展し，手術しなくてもよくなる場合がありますが，構音機能などに向上がみられない場合は，舌小帯切除術（図3）が行われます．

上唇小帯

上唇小帯は，上唇と口の中を結びつけている帯状の線維の束です．上唇を引っぱったときに上唇小帯の付着部に白く貧血帯が認められれば，上顎に深く線維が入り込んでおり，上唇小帯の付着異常と考えられます．しかし，乳歯列のときに乳前歯の歯と歯の間に上唇小帯があっても，永久前歯の萌出や顎の成長により位置が変化し，顎に対して上唇小帯が相対的に低位となるため問題なくなるケースが多くみられます．上顎永久歯の側切歯が萌出する時期（8歳

6章　相談・保健指導のQ&A〜こんな質問にこんな答え方

135

ごろ）まで経過観察としますが，上顎側切歯が生えても前歯の間に2mm以上の正中離開がある場合は自然に閉鎖しないので，一度小児歯科専門医への相談を勧めます．

正中離開の原因としては，上唇小帯付着異常もありますが，過剰歯や，歯の欠如（側切歯），犬歯の位置異常などの問題がある場合もあるので，エックス線による精密検査を行う必要があります（図7，8）．

上唇小帯異常の問題だけであれば，上唇小帯伸展術を行います．できれば，上顎犬歯が萌出する前に手術を行うと，犬歯の萌出により自然に正中離開が治る可能性が高くなるので，7～8歳ごろに一度小児歯科専門医に紹介しましょう．

口内炎

いわゆる口内炎の原因は，疲労，ストレスによる免疫力の低下，栄養不足などによるアフタ性口内炎，物理的刺激によるカタル性口内炎，ヘルペスなどのウイルスによるウイルス性口内炎（図8），カビ（真菌）によるカンジダ性口内炎などがあります．いずれにしても，生活リズム，栄養のバランスを整え，免疫力を高めることが重要です．ウイルス性口内炎は乳幼児では発熱を伴い重症化することもあるので，小児科，小児歯科などの専門医を受診するように勧めましょう．

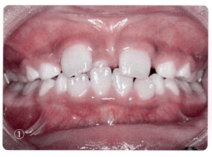
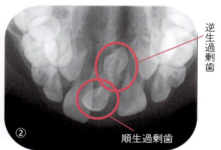

図7 過剰歯による正中離開（7歳，男児）
①埋伏過剰歯があるため正中離開している．そのため，上唇小帯の付着位置変化が少なく，上唇小帯付着異常も発症している
②同エックス線写真．順生過剰歯，逆生過剰歯の2歯が埋伏している

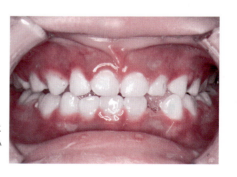

図8 ヘルペスウイルス感染による口内炎（5歳，女児）
発熱し，歯肉全体がびらん状となって痛みを伴う．水分補給と栄養補給（軟らかく栄養価の高いポタージュスープなど）を心がけ，安静を保つことが大切である

島田幸恵（昭和大学歯学部 小児成育歯科学講座）

口の癖（指しゃぶり，おしゃぶり，口唇閉鎖不全）

Keywords ●おしゃぶり　指しゃぶり　●お口ポカン

Q1　2歳を過ぎてもおしゃぶりを離せません．このまま使っていてもよいでしょうか？

A　泣いたりぐずっている赤ちゃんにおしゃぶりを与えると，泣きやんだり静まったりすることが多いため，おしゃぶりは赤ちゃんをなだめるのに効果的なアイテムと考えられています．しゃぶる行為が自然な赤ちゃんの時期には，親の育児ストレスが軽減されるメリットもあると思われますので，上手に使いましょう．しかし，1歳を過ぎて言葉を覚え，おしゃべりで周囲の人たちとコミュニケーションを図ろうとしはじめる時期に，おとなしくしているからと長時間おしゃぶりを与えておくことは望ましくありません．また，2～3歳を過ぎてもおしゃぶりを使いつづけていると，咬み合わせなどへの影響が出てくることもあります．

2歳を過ぎると子どももすこしずつまわりのことがわかってくるので，外遊びやおしゃべりなど子どもが気分を発散できる物事に興味を向けるようにして，しゃぶる頻度を減らしてやめる方向にもっていきましょう．おしゃぶりは"与えなくてはいけないもの"でも"与えてはいけないもの"でもなく，親の考えで使うものですので，やめる場合も親がしっかり対応してほしいと思います．

Q2　3歳半になりましたが，指しゃぶりがやめられません．上の前歯が前に出てきたようで，歯ならびが心配です．

A　乳児の指しゃぶりは見ていてほほえましいものですが，乳歯が生え揃ってくると歯ならびの心配も出てきます．確かに，乳歯の奥歯が生えそろう2歳半から3歳以降も指しゃぶりが続いている子どもには，歯ならびや咬み合わせに影響が出やすくなります（図1）．上の前歯が突出したり（上顎前突），上下の前歯に隙間ができたり（開咬），上顎の幅が狭くなったり（歯列狭窄）します．できれば2～3歳ごろから頻度を減らしていき，永久歯に生えかわるまでにはやめさせたいものです．

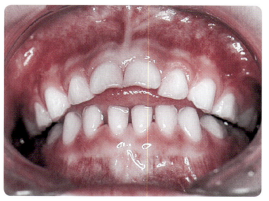

図1　指しゃぶりにより上の前歯が突出してきた4歳児

6章 相談・保健指導のQ&A〜こんな質問にこんな答え方

しかし，3歳代の子どもではただ指しゃぶりをやめさせようとしても，うまくいかないことが多いでしょう．叱ったり，強制的にやめさせたりすると，ほかの癖に移行することもあります．子どもが興味をもって楽しめるような遊びに誘うこと，親子の触れ合いやおしゃべりの機会を増やすことで，指しゃぶりの頻度は徐々に減ってくるものと思われます．さらに，本人の自覚を促して自ら"やめよう"という気持ちにしていくためには，周囲のサポートが必要になるでしょう．

Q3 4歳になります．鼻が詰まっていないのにいつも口をポカンと開けています．

A 「いつも口をポカンと開けている」すなわち「口唇閉鎖不全」は，さまざまな原因で起こります．アレルギーや鼻炎などで鼻呼吸ができないために口で呼吸していたり，それが治っても口呼吸が習慣になっていたりすることがあります（図2）．また，上下の顎の大きさの不調和や歯ならびや咬み合わせが原因で口が閉じにくい場合もあれば，口の周囲の筋力が弱く，唇の閉鎖状態が悪い場合もあります．口唇閉鎖不全は，口呼吸と関連しやすく，口やのどの粘膜の乾燥や気道感染を引き起こし，舌の機能異常や咀嚼・発音の問題を招きやすいものです．

鼻炎による鼻閉や，アデノイド・口蓋扁桃の肥大によって起こる口呼吸については，耳鼻咽喉科での対応が必要となりますが，習慣的な口呼吸の場合は，日常生活のなかで鼻呼吸と口唇閉鎖を促していくような対応が望まれます．

積極的に口をつかって吸ったり吹いたりする遊び（吹き戻し，しゃぼん玉，ハーモニカなど）に誘って口を閉じる力をつけていったり，鼻から息を吸ったり出したりすることを遊び感覚で練習させていきましょう．

4歳になれば理解力もついてくるので，口を閉じて鼻で呼吸をすることが大切なことを説明して，すこしずつ意識づけていくこともできます．食事のときも唇をつかった食べ物のとり込みや，咀嚼中の口唇閉鎖を促していきましょう．口唇閉鎖力が低い子どもに対しては，歯科医院に相談して唇のトレーニングなどを始めてもよいと思います．

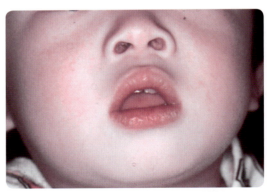

図2 口呼吸と口唇閉鎖不全により「お口ポカン」のみられる2歳児

解説　乳幼児の口腔習癖についての考え方

乳幼児の口腔習癖

　乳幼児期の口の癖（口腔習癖）には，指しゃぶり，爪咬み，歯ぎしり，おしゃぶりの常用，口呼吸，口唇閉鎖不全，舌癖などさまざまなものがあります．これらの多くは，口のはたらきが発達・変化していく過程と関連が深く，低年齢児ではまだ"習癖"として捉える必要がないものもあります．また，年長児になると，その子がおかれている生活環境や心理状態といった要素を反映していることが多くなります．子どもの発達に応じた考え方で対応することが望まれます．

乳児期（0歳代）〜自然な行為とみなす

　Humphreyによると[1]胎生7〜8週ごろから口への刺激により身体の反応が起こることが報告されており，また15〜16週ごろからは胎児が指をしゃぶる様子が超音波検査などで観察されます．指をしゃぶりながら羊水を飲み込むことで，胎児は出生後に自力で乳汁を吸う準備をしているものと思われます．

　母乳や育児用ミルクを吸うことが口のはたらきの主体である乳児期には，口をつかってなめたりしゃぶったりすることは本能的な行為です．手や指，おしゃぶり，おもちゃをはじめとして身のまわりのものをなめしゃぶりながら，乳児はこの時期にもっとも鋭敏な口の感覚によって自分の身体や身のまわりのものを認知していきます（図3）．しゃぶる行為による本能的満足は感覚的満足や精神的安定につながるため，しゃぶっている乳児は穏やかな表情をみせます．また，口が乳首以外のものを受け入れやすくなったり，手と口の協調動作が促されたり

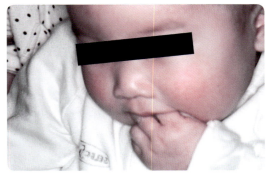

図3　手をしゃぶる乳児（3か月児）

するという意味では，食べる機能の発達にも重要なものです．この時期のしゃぶる行為は見守っていけばよいと思われます．しかし，「指しゃぶりやおしゃぶりをさせているとおとなしいから」と長時間放っておくことだけは避けたほうがよいでしょう．

幼児期前半（1〜2歳代）〜頻度を減らしていく

　離乳が完了する1歳代になると奥歯も生えはじめて，歯をつかって噛むこと（咀嚼）を覚えてきます．そのため，吸ったりしゃぶったりする行為の機能発達面での意義は失われてきます．一人歩きが始まって外遊びができるようになって行動範囲が広がり，ことばによるコミュニケーションもとれるようになるため，子どもが自発的に活動している場面でのしゃぶる行為は自然に減ってきます．ただし，新しい体験をする機会も多くなるため，緊張や不安を鎮めるための指しゃぶりやおしゃぶりの必要性は高まります．また，退屈なときや眠いときに無意識にしゃぶる行為が継続する子どももいます．まだ，歯ならび・咬み合わせや口の機能への影響も少ない時期なので，しゃぶる行為そのものに注目してやめさせようとするより，遊びやお

しゃべりに誘うなどしゃぶること以外に興味をもたせるようにし，しゃぶる頻度を減らすことをアドバイスしましょう．生理的なしゃぶる行為の延長と考えて，あまり神経質にならずに子どもの生活全体を温かく見守る姿勢でサポートしていくことが大切です．

一方，1～2歳になり鼻閉や口唇閉鎖不全がある場合は，口呼吸がみられやすくなります．鼻疾患がある場合や鼻閉時を除いては，日ごろから口を閉じて鼻呼吸するよう促すことが大切です．

幼児期後半（3～5歳代）
～環境を調整して自覚を育てる

3歳を過ぎると，語彙数が増え理解力もでてくるため，ことばや行動で自分の感情や意志を表現することができるようになり，しゃぶる行為で気分を鎮める必要性は減ってきます．また，幼稚園や保育園での集団生活の体験などから社会性の発達もみられ，自分でしゃぶる行為をやめようとする子どもも出てきます．一方，指しゃぶりやおしゃぶりが続いている子どもでは，習癖として日常生活への定着がみられるようになります．

3歳ごろに乳歯が生えそろった後も，おしゃぶりや指しゃぶりが長期間継続していると，歯ならびや咬み合わせに影響が出やすくなります．また，指しゃぶりによる開咬で口唇閉鎖不全になると，嚥下時に舌を突出させる癖が出やすくなり，開咬がさらに顕著になることもあります（図4）．そのため，この時期には，子どもの発達状況や性格，生活環境などでしゃぶる行為に依存しやすい状況があるかどうかを子どもの立場になって考え，対応を選んでいく必要があります．

ことばや社会性の発達が未熟だったり，内向的で感受性が強かったりする子どもの場合は，スキンシップや言葉がけを図りながら成長を待って見守る対応が望まれます．また，親が忙しすぎて触れ合いの機会が少なかったり，逆に頻繁に指示や注意をされていたり，習いごとなどで忙しかったりと，人間関係や生活スケジュールで子どもの気持ちが満たされない場合も，口腔習癖への依存が強くなりがちです．

子どもを取り巻く環境を調整しながら，頻度が減るのをみていきましょう．指しゃぶりや口呼吸，口唇閉鎖不全が無意識にみられる子どもには，口のはたらきや癖の影響をわかりやすく説明して，やめようという自覚を育てていくことも大切です．4～5歳になると，自分で努力してやめようとする子どもも出てくるので，周囲の人たちが協力して励まし，サポートしてあげる対応が望まれます．

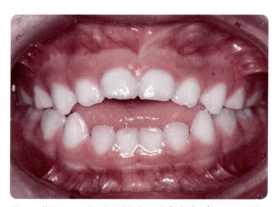

図4 指しゃぶりによる開咬に舌突出癖が加わり，開咬がさらに顕著になった5歳児

井上美津子（昭和大学歯学部 小児成育歯科学講座）

口腔機能の発達

口の機能の発達

Keywords
- よく噛まない
- 丸のみ
- 口にためる
- 口腔機能の発達
- 離乳の進め方

Q1 1歳6か月を過ぎ卒乳しましたが，うまく噛めないで丸のみしているようです．大丈夫でしょうか？

A 子どもが食べているときの口の動きをよく見てみましょう（図1）．形のあるものを口の前方で受け取ると，すぐに舌で横の歯（または歯肉）のほうへ移動させ，そこですりつぶしを行います．このとき，唇や舌，下顎は噛んでいるほうへ何度も動くため，口は前後・上下・左右・斜めと，とても複雑に動きます．また，噛んでいるほうの頬や口角（唇の角）も力が入って縮まります．しかし，食べものの固さが舌でつぶせるくらい軟らかかったり（中期食程度），そのままのみ込めるくらいのピューレ状（初期食程度）だったりすれば，噛む必要がないので噛まずに食べている可能性もあります．そうであれば心配はいりません．

1歳6か月ごろは奥歯（乳臼歯）が生えはじめている時期ですが，子どもの歯ですりつぶしきれない固さの食べものを与えているかもしれません．すこし軟らかめにしてあげるとよい場合もあります．あるいは一口量が多いと口がいっぱいになり，噛みづらくてのみ込んでしまうこともあるので，そのようなときは一口の量をすこし減らしてみましょう．

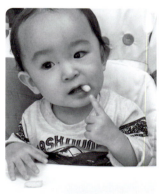

図1 奥歯で食べものを食べる様子（1歳6か月）

Q2 3歳児です．よく噛まないで食べているようなのですが，大丈夫でしょうか？

A 3歳になると，乳歯がほぼ生えそろってきます（図2）．食べる機能も完成し，ほぼ大人と同じようなものを食べられるようになっていることが多いでしょう．ただし，このころの子どもの歯は大人の歯に比べて咬む面の溝が浅く，小さくて本数も20本と少ないので，筋力や動きの上手さもまだ成長途中ですから，噛む力は大人と同じではありません．したがって，線維の強い生野菜や肉，弾力のあるイカやタコなどの食品は，すりつぶしきれないこともあります．

適切な固さの食品にもかかわらず噛まないで食べている場合は，原因を考えなくてはなりません．一口にたくさん詰め込んでしまうと，食

6章 相談・保健指導のQ&A〜こんな質問にこんな答え方

べものの物性を感じにくくなり，あまり噛まずにのみ込んでしまうことがあります．また，歯の咬み合わせが悪くて噛みづらい，むし歯があって痛くて噛まずにのんでしまう，ということもあるかもしれません．さらには，急いで食べている，食欲がとても旺盛，といったことも要因となります．子どもが噛まない原因がどこにあるかよく観察し，それに応じた対応をとるようにしましょう．

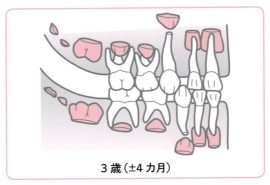

3歳（±4カ月）

図2　3歳ごろの口の中
（小児歯科学　第5版，医歯薬出版，2007．より）

Q3　3歳児です．食べものを口にためてなかなかのみ込まないのですが，心配ないでしょうか？

A　乳幼児期の食べ方について悩む保護者は多いようです．ある保健所の食べ方相談では，「のみ込まない・口にためる」は，「噛まない・丸のみ」「時間がかかる」に次いで3番目に多い相談内容でした．歯の数や月齢とは関係がなく「口にためる」ことは，口腔機能だけでは説明しにくい問題だと考えられています（表）．

口にためてのみ込まない原因はいくつか考えられます．1つは，食べものの固さが子どもの噛む力に合っていない場合です．これは，噛む動きが上手ではない場合もありますが，歯ならびや咬み合わせが悪くてうまく噛めない可能性もあります．子どもの口の状態に合わせ，固すぎたり線維が強くてすりつぶすのが難しい食品になっていないか注意してみましょう．また，むし歯があると痛くて噛めず，口にためたままになってしまうことがあります．

もう1つは，食べる意欲に原因がある場合です．おやつを食べすぎていたり，あまり身体を動かすことがなく（外遊びをしないなど）お腹が減っていなかったりすると，食事のときに食欲がわかず，意欲的に食べられません．さらには，もともと小食にもかかわらず，無理にたくさんの量を食べさせようとすると，口から出せずにためてしまう結果になります．また，食べること以外の不満（嫌なことがあった，気分が悪いなど）が原因になることもあります．

意欲が原因だと考えられる場合には，「食事は，お腹を空かせて楽しく食べる」という原点に立ち返ることが必要かもしれません．

表　口の中にため込む食材と，月齢，歯の数[1]

ため込む食材	人数(人)	月齢 n.s. 中央値(range) (月)	歯数 n.s. 中央値(range) (本)
肉	8	14.0 (10〜26)	8.0 (6〜19)
すべて	7	24.0 (13〜38)	16.0 (8〜20)
ご飯	6	13.5 (9〜26)	7.0 (5〜16)
果物	6	19.0 (9〜26)	7.5 (5〜18)
硬いもの	5	25.0 (13〜28)	16.0 (8〜16)
魚	4	25.5 (10〜26)	16.0 (8〜19)
野菜	4	14.5 (9〜26)	7.5 (6〜16)
飲物	3	14.0 (12〜19)	8.0 (6〜14)
その他	7	12.0 (10〜26)	6.0 (2〜16)
無回答	8	13.0 (7〜68)	7.0 (2〜20)

（重複あり）n.s.：有意差なし（Kruskal-Wallis検定）

解説 乳幼児期の口腔機能の発達

哺乳機能の発達

哺乳は，赤ちゃんが生まれてすぐに必要な栄養摂取のための機能です．胎児は，胎生12週には嚥下が，24週には吸啜の動きができるようになります．そして28週ごろには吸啜と嚥下が同期するようになります．これらの動きを自分の指などで繰り返し練習することによって，出生後すぐに哺乳を行うことができるのです（図3）．

哺乳は，「哺乳反射」という原始反射で行われます．哺乳に関連する原始反射には，探索反射や吸啜反射，咬反射があります．哺乳時の口の動きは，反射による規則的で単純な動きであり，口は開口状態のまま舌の蠕動運動により嚥下を行います．その際に上下の口唇全体が乳房に触れることで口腔内の陰圧を保ち，乳首を上顎の奥まで引き込み嚥下を行います．成人と異なり，乳児では喉頭の位置が高いという形態的な特徴から，このような「乳児嚥下」を行うことができます．やがて大脳の発達とともに哺乳反射が消失するころ（定型発達児で生後5～6か月ごろ）に離乳を開始します．

離乳食の時期

離乳開始時期や離乳を進めるペースに目安はありますが，赤ちゃんごとの個人差が大きいものです．また，早産・低出生体重の赤ちゃんでは，定型発達児よりゆっくり進める必要がある場合も多くみられます．そのため，月齢やほかの子どもと比較するのではなく，赤ちゃん自身の状態に合わせて離乳を進めることが大切です．

①**生後5～6か月（離乳食初期，ゴックン・パックン期）**

哺乳反射の消失や首がすわっていること，食べものに興味を示すことなどが離乳開始の目安です．この時期の口の動きの特徴は，乳児嚥下の時期とは異なり，口唇を閉じての捕食や嚥下が可能となり（図4），舌は前後運動によって食物を送り込みます．また，ときどき下唇を上唇の内側に巻き込むように口を閉じます．

②**生後7～8か月（離乳食中期，モグモグ期）**

このころには乳前歯が萌出してくる赤ちゃんも多いでしょう．口の動きを観察すると，上下の唇を閉じ，軟らかい食べものを，舌を上下に

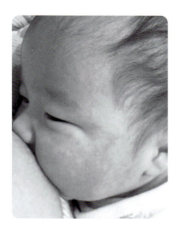

図3 哺乳

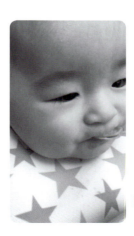

図4 離乳食初期（捕食）

6章 相談・保健指導のQ&A～こんな質問にこんな答え方

動かして舌と上顎の前方で挟んで押しつぶしています．押しつぶす際の下顎の上下運動に合わせて，口角は左右同時に引かれます（図5）．

③生後9〜11か月ごろ（離乳食後期，カミカミ期）

この時期，一般的には上下2本ずつの乳歯が生え，乳前歯でおもちゃなどをかじることを覚えます（図6）．また，咀嚼の準備として，下顎は側方運動を獲得します．この時期にはまだ乳臼歯が萌出していないため，舌の側方運動を行いながら歯肉で食物をつぶし，唾液と混ぜ，食塊を形成した後に嚥下します．下顎の側方運動が認められるため，すりつぶし時の口唇は非対称に動き，口角は噛んでいるほうに引かれます．

また，このころから手づかみ食べが始まり，やがて乳前歯でのかじりとりをするようになっていきます．

水分摂取

離乳食が始まると，口を閉じて嚥下する「成人嚥下」に移行します．成人嚥下でコップなどから水分を摂取するためには，下顎を安定させてわずかな開口量を保ち，流れてくる水分を上唇に触れさせながら啜り込むことが必要です．そして，口からこぼれないように，口唇や頬をすぼめて口腔前庭を閉鎖する動きを行います．これらの動きは，すりつぶし機能を獲得する生後9〜11か月ごろに上手になっていきます（図7）．

ことばの発達

口はことばをつくる器官の1つですが，口の発達だけがことばにつながるわけではありません．ことばが発達するためには，「聴覚」「知的能力」「運動能力」，そして「周囲の人や物に関心があること」などの条件が必要となります．

乳児は生まれてすぐのころには泣き声しか出せません．その後，生後5か月ごろになると「喃語」といわれる発声をするようになります．一般に，1歳前後には言葉を口にしはじめ，2歳ごろには動詞の使用が増加し，3歳になると3〜4語文を話すことができるようになるとされます．

1歳6か月児健診の時点でまったくことばを話さない場合，経過観察となることもありますが，ことばの発達は個人差が大きいため，早急な判断は禁物です．ことば以外のコミュニケーション能力なども総合してみていく必要があります．

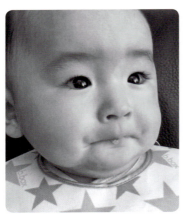
図5 離乳食中期（押しつぶし）

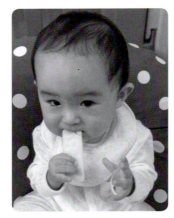
図6 かじりとり

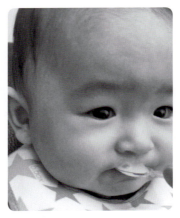
図7 水分摂取

田村文誉（日本歯科大学口腔リハビリテーション多摩クリニック 口腔リハビリテーション科）

その他　その他

その他

その他

Keywords　● 歯の早期脱落　● 歯ぎしり　● スポーツ飲料

6章 相談・保健指導のQ&A〜こんな質問にこんな答え方

Q1 2歳児です. むし歯ではないのに下の前歯が抜けてしまいました. 生えかわりが早いだけなのでしょうか?

A 　乳歯のうち一番早く永久歯に生えかわるのは下の前歯ですが, その時期は通常5〜6歳ごろです. 2歳や3歳で生えかわることはありませんので, この時期に前歯が抜けたり, ぐらぐら揺れたりしている場合には別の理由が考えられます. その1つとして, 歯周炎（歯の周りの組織の破壊）が挙げられます. 乳幼児期では, 歯肉炎（歯の汚れによって生じる歯肉の炎症）になる子どもはいても, 歯周炎になる子どもはほとんどいません. しかし, もし歯周炎になっているようであれば, その背

景に何らかの全身の病気が存在する可能性もあります.

　まずは, 小児歯科専門医に相談して歯の状態を診査してもらい, 場合によっては全身状態の診査のために小児科に紹介してもらうことが重要です.

　頻度は低いのですが, 生えかわりの時期でもないのに, 軽度の外傷で簡単に抜け落ちてしまったときには, 歯周炎が原因になっていることもありますので注意が必要です.

Q2 3歳児です. 寝ているときによく歯ぎしりをします. 大丈夫でしょうか?

A 　子どもの歯ぎしりは, おもに咬み合わせが安定していない時期によい咬み場所を求めて行う生理的な現象ですので, あまり心配はいりません.

　歯ぎしりは, 歯が生えはじめた赤ちゃんの時期や, 乳歯から永久歯に生えかわる時期などによく起こります. 大人で歯ぎしりのひどい人では, 歯の表面のエナメル質だけではなく内側の象牙質もすり減ってしまい, その内側の神経が露出してしまうことがありますが, 子どもでは

そのような状態になることはほとんどありません. ただ, そのままにしておいてよいか気になる場合には, 小児歯科専門医に相談し, すり減り具合が大きい場合は, 就寝中に使用する「ナイトガード」というマウスピースのようなものを作ってもらってもよいと思います.

　また, 就寝中の歯ぎしりは眠りの深さに関係しているといわれています. 昼間の生活のリズムを整えて, 良質な眠りを促してあげることも歯ぎしりを止める方法の1つです.

145

6章 相談・保健指導のQ&A～こんな質問にこんな答え方

Q3 夏になると汗をかくので，スポーツ飲料が身体にいいと聞きましたが，本当ですか？

スポーツ飲料は，身体に吸収されやすいことや疲労回復にも効果があるため，夏になるとよく摂取されることと思います．しかし，スポーツ飲料には，炭酸飲料と同様に糖分が多く含まれ，むし歯になりやすいことを理解しておく必要があります．特に，スポーツ飲料のペットボトルを持ち歩くと，ついつい飲む回数が増えてしまうことがあります．すると，むし歯菌が糖分をつかって酸を出す時間が長くなり，歯が溶けてむし歯が進行してしまう状態が長く続いてしまいます．

また，スポーツによる外傷の予防のためにマウスガードを装着している人では，糖分が歯の表面と密着することから，さらにむし歯が進行しやすくなりますので十分注意してください．水分補給という点では，スポーツ飲料の利点を活かしつつ，水やお茶を中心にするように努めるのがよいでしょう．

仲野和彦（大阪大学大学院歯学研究科 小児歯科学教室）

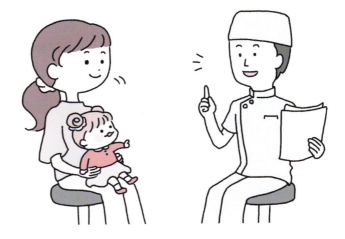

参考文献

3 章　妊産婦の口腔健康診査のポイント

1) 佐藤孝道, 加野弘道：実践　妊娠と薬. 薬事時報社, 1992.
2) 井上美津子, 藤岡万里：プレママと赤ちゃんの歯と口の健康　Q&A. 医学情報社, 2017.
3) 片山育子, 青木沙織, 藤岡万里：マタニティ歯科を考える（後編）. デンタルハイジーン, **37**(2)：148 ～ 161, 2017.
4) 西島正博, 谷昭　博：仰臥位低血圧症候群. 周産期医学　臨時増刊号, **21**：233 ～ 234, 1991.

4 章　特別な支援を必要とする子どもたち

1　障害児・有病児への対応

①健診における障害児・有病児の捉え方

1) Drotar D, Baskiewicz A, Irvin N, et al.：The adaptation of parents to the birth of an infant with congenital malformation：a hypothetical model. *Pediatrics*, **56**(5)：710–777, 1975.

2　障害児・有病児の口腔保健

①障害児の口腔保健

1) 小笠原正：スペシャルニーズデンティストリー障害者歯科　第 2 版. 医歯薬出版, 2017, 246.
2) 向井美惠：5 章　ライフサイクルからみた摂食・嚥下機能, 2　摂食・嚥下機能の発達［金子芳洋, 千野直一：摂食嚥下リハビリテーション　第 1 版］. 医歯薬出版, 2000.
3) 田角　勝：小児の摂食嚥下リハビリテーション　第 2 版. 医歯薬出版, 2014.

②有病児の口腔保健

1) 日本循環器学会：感染性心内膜炎の予防と治療に関するガイドライン　2017 年改訂版. http://www.j-circ.or.jp/guideline/pdf/JCS2017_nakatani_h.pdf
2) 東京都小児がん診療連携協議会編：小児がん診断ハンドブック. 2015. http://www.fukushihoken.metro.tokyo.jp/iryo/iryo_hoken/gan_portal/research/taisaku/shoni_taisaku/shounigann_shinndann__handbook.html
3) JPLSG 長期フォローアップ委員会　長期フォローアップガイドライン作成ワーキンググループ編：小児がん治療後の長期フォローアップガイドライン. 医薬ジャーナル社, 2013.
4) 河上智美：長期フォローアップを取り巻くチーム医療　歯科における小児がん治療後の留意点とフォローアップ. 日小児血がん会誌, **50**(3)：378 ～ 382, 2013.

③在宅で生活する医療的ケア児の口腔保健

1) 日本医師会小児在宅ケア検討委員会：平成 28・29 年度小児在宅ケア検討委員会報告書（平成 30 年 3 月）.
2) 平成 29 年度厚生労働科学研究費補助金障害者政策総合研究事業：医療的ケア児に対する実態調査と医療・福祉・保健・教育等の連携に関する研究（田村班）報告.
3) 厚生労働省：医療的ケアが必要な子どもと家族が, 安心して心地よく暮らすために　—医療的ケア児と家族を支えるサービスの取組紹介—（平成 30 年 12 月 19 日）. https://www.mhlw.go.jp/iken/after-service-2018.12.19.html
4) 中村知夫：医療的ケア児に対する地域の動向と支援体制, 小児訪問歯科診療の重要性について考える. 小児歯科臨床, **23**(6)：6 ～ 12, 2018.
5) 高井理人, 大島昇平, 中村光一, 八若保孝：在宅人工呼吸器を使用する重症心身障害児に対する訪問歯科診療

についての検討．小児歯科学雑誌, **55**(3)：382 〜 389，2017．

6) 中央社会保険医療協議会：在宅医療その 3（平成 29 年 11 月 10 日）．https://www.mhlw.go.jp/file/05-Shingikai-12404000-Hokenkyoku-Iryouka/0000184390.pdf

7) 山田裕之，田村文誉，杉本　明　ほか：訪問看護ステーションが対応している重症心身障害児と在宅歯科医療の現状を確認したアンケート．第 34 回日本障害者歯科学会発表，2017．

8) 小方清和：多摩地区における小児在宅歯科医療の支援システム構築と医療連携．公益財団法人　在宅医療助成勇美記念財団 2015 年度（後期）一般公募「在宅医療研究への助成」完了報告書．http://zaitakuiryo-yuumizaidan.com/main/report.php

5章　歯の外傷

2　外傷の処置と経過，受傷後の注意点

1) Andreasen JO, Sundstrom B, Ravn JJ：The effect of traumatic injuries to primary teeth on their permanent successors. *Scand J Dent Res*, **79**(4)：219–283, 1971.

2) 宮新美智世，仲山みね子，石川雅章　ほか：外傷を受けた乳歯に関する臨床的研究　第 4 報　長期的臨床経過について．小児歯誌, **39**(5)：1078 〜 1087，2001．

3) 松村木綿子，宮新美智世，舩山研二　ほか：外傷により埋入した乳歯の再萌出と，その長期的臨床経過．歯科臨床研究, **2**(2)：75 〜 89, 2005.

4) 宮新美智世：子どもの歯と口のケガ．言叢社，2017，93 〜 113．

6章　相談・保健指導の Q ＆ A 〜こんな質問にこんな答え方

食べること

1　授乳，離乳食，卒乳

1) 厚生労働省：平成 27 年度乳幼児栄養調査結果の概要．https://www.mhlw.go.jp/file/06-Seisakujouhou-11900000-Koyoukintoujidoukateikyoku/0000134460.pdf

2) 曽我部夏子，田辺里枝子，祓川摩有　ほか：1 歳 2 か月児における母乳継続状況，生活習慣およびう蝕との関係．小児保健研, **70**(4)：479 〜 485，2011．

3) 日本歯科医学会重点研究委員会：日本歯科医学会重点研究「子どもの食の問題に関する調査」報告書（平成 27 年 1 月）．http://www.jads.jp/activity/search/shokunomondai_report.pdf

4) 楠田　聡　ほか：厚生労働科学研究費補助金（成育疾患克服等次世代育成基盤研究事業）「妊産婦及び乳幼児の栄養管理の支援のあり方に関する研究」平成 29 年度統括・分担研究報告書（平成 30 年 3 月）．

予防

3　フッ化物の応用

1) Keyes PH：The infectious and transmissible nature of experimental dental caries. *Arch oral Biol*, **1**：304–320, 1960.

2) 吉田昊哲 編，花田信弘，藤原　卓，眞木吉信　ほか 著：小児う蝕予防の最前線．クインテッセンス出版，2018．

3) 眞木吉信：フッ化物応用の科学的アプローチ．日本歯会誌, **62**(1)：81 〜 86, 2009.

4) World Health Organization：Fluoride toothpaste．2001．https://cdn.who.int/media/docs/default-source/essential-medicines/2021-eml-expert-committee/applications-for-addition-of-new-medicines/a.14_fluoride-toothpaste.pdf

5) 日本口腔衛生学会　ほか：4 学会合同のフッ化物配合歯磨剤の推奨される利用方法【普及版】．2023．

6) 厚生労働省：フッ化物を配合する薬用歯みがき類の使用上の注意について．http://wwwhourei.mhlw.go.jo/hourei/doc/tsuchi/T17031710030pdf
7) 筒井昭仁，八木　稔：新フッ化物ではじめるむし歯予防．医歯薬出版，2011.
8) 日本口腔衛生学会フッ化物応用委員会：う蝕予防の実際　フッ化物局所応用実施マニュアル．社会保険研究所，2017.
9) Zero DT, Marinho VC, Phantumvanit P：Effective Use of Self-care Fluoride Administration in Asia. *Adv Dent Res*, **24**(1)：16–21, 2012.
10) 日本口腔衛生学会フッ化物応用委員会：フッ化物応用の科学．口腔保健協会，2010.
11) 厚生労働科学研究「フッ化物応用に関する研究」班：う蝕予防のためのフッ化物洗口実施マニュアル．2003.
12) 厚生労働省：フッ化物洗口ガイドライン．2003.
13) World Health Organization：WHO Expert Committee on Oral Health Status and Fluoride Use & World Health Organization. 1994. http://www.who.int/iris/handle/10665/39746
14) 飯塚喜一　ほか：スタンダード口腔衛生．学建書院，2001.
15) 日本口腔衛生学会フッ化物応用委員会：う蝕予防の実際　フッ化物局所応用実施マニュアル．社会保険研究所，2017.
16) フッ化物応用研究会：日本におけるフッ化物摂取量と健康（フッ化物摂取量基準策定資料）．2008.

歯の病気

1　むし歯・酸蝕症

1) Caufield PW, Cutter GR, Dasanayake AP：Initial acquisition of mutans streptococci by infants：evidence for a discrete window of infectivity. *J Dent Res*, **72**(1)：37–45, 1993.
2) Newbrun E：Chaptor 2. Current concepts of caries etiology. Cariology. Wiiliams & Wilkins Co, 1978.
3) Stephan RM：Intre-oral hydrogen-ion concentrations associated with dental caries activity. *J Dent Res*, **23**：257–266, 1944.

歯列・咬合

10　歯ならび・咬み合わせ

1) 永田めぐみ，田中克明，山﨑要一　ほか：九州大学小児歯科初診患児の実態の推移について．小児歯誌，**33**(3)：543～551，1995.
2) 中田　稔：小児の咬合誘導．デンタルダイヤモンド，東京，1986.
3) Nagata M, Yamasaki Y, Hayasaki H, Nakata M：Translation and rotation of the mandible during habitual mouth opening movement in children with anterior reverse bite in the primary dentition. *J Cranio M*, **19**(2)：96–105, 2001.
4) Nagata M, Yamasaki Y, Hayasaki H, Nakata M：Incisal and condylar paths during habitual mouth opening movement of children with anterior reverse bite in the primary dentition. *J Oral Rehabil*, **29**(1)：64～71, 2002.
5) 中田　稔：小児歯科学から生理的咬合を考える．[川添堯彬，川和忠治，森本俊文：歯界展望別冊　生理的咬合へのアプローチ]．医歯薬出版，1992，183～192.
6) Saitoh I, Hayasaki H, Iwase Y, Nakata M：Improvement in jaw motion following treatment of functional unilateral crossbite in children with primary dentition：A case report. *J Cranio M*, **20**(2)：129～134, 2002.
7) 山﨑要一，渡辺里香，永田めぐみ　ほか：ファンクショナル・アプライアンスを使用した咬合誘導．咬合誘導研究会誌，**4**(1)：21～24，2000.
8) Yamasaki Y, Hayasaki H, Nishijima N et al.：The effect of a bionator on the volume changes of the proper oral cavity in the treatment of Class II malocclusion. *Pediat Dent J*, **7**(1)：25～33, 1997.

9) 中田　稔, 山﨑要一：診療中における対応 咬合誘導および矯正治療時の対応［木村光孝, 下野　勉, 土屋友幸：小児歯科患者の臨床的対応］. クインテッセンス出版, 2001, 97 ～ 100.

10) 山﨑要一：小児歯科における咬合誘導の位置付け（話題のトピックス）, 臨床家のための矯正 Year Book'03. クインテッセンス出版, 2003, 119 ～ 27.

11) 中田　稔, 山﨑要一：咬合誘導［祖父江鎭雄, 長坂信夫, 中田　稔：新小児歯科学］. 医歯薬出版, 557 ～ 595, 2001.

口の癖
口の癖（指しゃぶり, おしゃぶり, 口唇閉鎖不全）

1) 庄司順一：発達的にみた反射の消長. 発達人間研究, **2**：67 ～ 77, 1978.

口の機能の発達
口の機能の発達

1) 冨田かをり, 髙橋摩理, 内海明美　ほか：食べ方相談に来所した親子の相談内容の検討. 小児保健研, **72**(3)：369 ～ 376, 2013.

Coffee Break

歯ブラシによる事故

1) 越山健彦・宮永浩美・北村光司　ほか：特集　歯ブラシ事故から, 子どもたちを守るために. 小児歯科臨床, **22**(6)：13 ～ 39, 2017.

2) 東京都商品等安全対策協議会：子供に対する歯ブラシの安全対策報告書. https://www.shouhiseikatu.metro.tokyo.jp/anzen/kyougikai/h28/documents/h28_kyogikai_report-all.pdf

3) 東京都：乳幼児の歯みがき中の喉突き事故に注意！ https://www.shouhiseikatu.metro.tokyo.jp/anzen/kyougikai/h28/documents/28_leaflet_pr.pdf

「授乳・離乳の支援ガイド」改定のポイント

1) 厚生労働省：授乳・離乳の支援ガイド　2019 年改訂版. https://www.mhlw.go.jp/content/11908000/000496257.pdf

睡眠時の態癖と歯列不正の関係

1) 厚生労働省：健康づくりのための睡眠指針 2014. https://www.mhlw.go.jp/stf/houdou/0000042749.html

2) 海原康孝, 天野秀昭, 三浦一生　ほか：うつぶせ寝で育てられた小児の顎顔面頭蓋に関する研究. 小児歯誌, **37**(4)：695 ～ 699, 1999.

3) 海原康孝, 天野秀昭, 三浦一生　ほか：うつぶせ寝で育てられた小児の歯列・咬合に関する研究. 小児歯誌, **36**(5)：848 ～ 860, 1998.

4) 中久喜正一：血管分布からみたヒトの脳および脳頭蓋の発達について―比較解剖学的見地から―. 人類誌, **100**：125 ～ 133, 1992.

5) 島村和宏, 齋藤高弘, 金子　實, 上岡　斉：脳頭蓋形態と顎・顔面頭蓋成長の相互関係について. 小児歯誌, **31**(5)：927 ～ 935, 1993.

索 引

● あ

アフタ性口内炎　136
アレルギー　96

● い

育児支援　18
育児支援型健診　12
育児不安　15
医療的ケア児　62, 70

● う

ウイルス性口内炎　136
齲蝕予防　100

● お

おしゃぶり　137
おやつ　93

● か

外因性の着色　124
顎関節症　54
過剰歯　121, 128, 130
カタル性口内炎　136
顎間空隙　32
間食　97
感染性心内膜炎　68
感染の窓　116

● き

虐待　20
急性リンパ性白血病　61

吸啜窩　32
仰臥位低血圧症候群　53
菌血症　67

● け

血友病　61, 68

● こ

口蓋皺襞　88
口腔衛生管理　16
口腔機能管理　16
口腔機能発達不全症　38
口腔健康管理　16
口腔習癖　129, 139
交叉咬合　127
口唇閉鎖不全　138
口内炎　134
孤食　99
ことばの発達　144
子どもの貧困　14

● さ

再石灰化　117
在宅医療　70
酸蝕症　117

● し

仕上げ磨き　103
シーラント　110
歯科口腔保健の推進に関する法律　56
歯科口腔保健法　56
歯科訪問診療　71
児童虐待防止法　12

自閉スペクトラム症　60, 65
歯磨剤　105, 106
重症新生児黄疸　124
授乳　90
授乳・離乳の支援ガイド　83, 92
障害児　56
障害者虐待防止法　56
障害者差別解消法　56
障害者の権利に関する条約　56
上唇小帯　102, 133, 135
上唇小帯付着異常　136
小児在宅歯科医療　73
上皮真珠　31
人工乳首　87
新生児メレナ　124

● す

水道水フロリデーション　110
健やか親子21　12, 18
ステファンカーブ　120
スポーツ飲料　146

● せ

成育医療等基本法　12
成長空隙　44
舌小帯　132, 135
舌小帯切除術　133, 135
舌小帯短縮症　132, 135
摂食嚥下障害　66
先天性欠如　36, 121
先天性欠如歯　130
先天性歯　31, 32
先天性心疾患　61, 67
先天性胆道閉鎖症　124

● そ

早期発症型乳歯齲蝕　36
早期萌出歯　32
象牙質形成不全症　124
早産・低体重児出産　51
卒乳　89, 90

● た

ターナー歯　118
第一反抗期　38
態癖　131
ダウン症候群　59
多職種連携　20
脱灰　117
脱臼　76

● ち

チアノーゼ性心疾患　61
地域子育て支援拠点事業　15
知的能力障害　59, 64
着色　122

● て

低ホスファターゼ症　74
テトラサイクリン系抗菌薬　124
デンタルフロス　103

● な

内因性の変色　124

● に

日本小児歯科学会認定小児歯科専門医　22
乳児嚥下　143
乳児健診　13
乳歯の萌出時期　29
妊娠性エプーリス　52
妊娠性歯肉炎　51
妊婦健診　13
妊婦歯科健診　50

● ね

ネグレクト　20

● の

脳性麻痺　60, 64

● は

歯ぎしり　145
破折　76
白血病　61, 68
歯の外傷　76, 79
歯の形成不全　114
歯ブラシ　106
歯磨き　101
反対咬合　126

● ふ

フッ化物　106, 110, 113
フッ化物歯面塗布　111
フッ化物洗口　111
フッ化物配合歯磨剤　111
フッ素　113

フロッシング　103

● へ

ヘルペス性歯肉口内炎　35
変色　122

● ほ

萌出性嚢胞　35
保隙装置　117
母子健康手帳　24, 51
母子保健　12
補食　93, 97
母乳　86
哺乳齲蝕　30, 117
哺乳機能　143
哺乳反射　86, 143
ポルフィリン症　124

● み

ミュータンスレンサ球菌　33, 116, 119

● め

メディアリテラシー　46

● ゆ

有病児　56, 61, 67
癒合歯　128, 130
指しゃぶり　137, 139

● よ

幼児健診　13

● り

リガ・フェーデ病　31, 32
離乳　31
離乳食　88, 90, 143
離乳食後期　144
離乳食初期　143
離乳食中期　88, 143

● れ

霊長空隙　128

● B

Bichat の脂肪床　32

● F

fluoride　113
fluorine　113

執筆者一覧

コーディネーター

木本茂成 （神奈川歯科大学大学院 口腔統合医療学講座 小児歯科学分野 教授）

早川　龍 （東京都板橋区・早川歯科医院）

執筆者 執筆順

朝田　芳信 （鶴見大学歯学部 小児歯科学講座 教授）

星野　倫範 （明海大学歯学部 形態機能成育学講座 口腔小児科学分野 教授）

森川　和政 （岩手医科大学歯学部 口腔保健育成学講座 小児歯科学・障害者歯科学部分野 教授）

齊藤　正人 （北海道医療大学歯学部 口腔構造・機能発育学系 小児歯科学分野 教授）

福田　敦史 （北海道石狩市・いしかり kids デンタルプレイス）

飯沼　光生 （朝日大学歯学部 口腔構造機能発育学講座 小児歯科学分野 教授）

大須賀直人 （松本歯科大学 小児歯科学講座 教授）

藤原　卓 （元・長崎大学 生命医科学域（歯学系）小児歯科学分野 教授）

八若　保孝 （北海道大学大学院歯学研究院 口腔機能学分野 小児・障害者歯科学教室 教授）

仲野　道代 （岡山大学学術研究院医歯薬学域（歯）小児歯科学分野 教授）

有田　憲司 （大阪歯科大学 名誉教授）

新谷　誠康 （東京歯科大学 小児歯科学講座 教授）

浜野　美幸 （東京都大田区・千葉歯科医院）

藤岡　万里 （千葉県我孫子市・あびこクリニック 歯科）

苅部　洋行 （日本歯科大学 生命歯学部 小児歯科学講座 教授）

弘中　祥司 （昭和大学歯学部 スペシャルニーズ口腔医学講座 口腔衛生学部門 教授）

福田　理 （愛知学院大学 名誉教授）

白川　哲夫 （日本大学歯学部 小児歯科学講座 教授）

小方　清和 （東京都立小児総合医療センター 小児歯科 部長）

田村　文誉 （日本歯科大学口腔リハビリテーション多摩クリニック 口腔リハビリテーション科 教授）

仲野　和彦 （大阪大学大学院歯学研究科 小児歯科学教室 教授）

牧　憲司 （元・九州歯科大学 口腔機能発達学分野 教授）

宮新美智世 （元・東京医科歯科大学 大学院医歯学総合研究科 医歯学専攻 口腔機能再構築学講座 小児歯科学・障害者歯科学分野 准教授）

井上美津子 （昭和大学歯学部 小児成育歯科学講座 客員教授）

香西　克之 （広島大学 名誉教授，広島大学歯学部 客員教授）

福本　敏 （東北大学大学院歯学研究科 小児発達歯学分野 教授，九州大学大学院 歯学研究院 小児口腔医学分野 教授）

岩本　勉 （東京医科歯科大学 大学院医歯学総合研究科 医歯学専攻 口腔機能再構築学講座 小児歯科学・障害者歯科学分野 教授）

清水　武彦 （日本大学松戸歯学部 小児歯科学講座 教授）

尾崎　正雄 （福岡歯科大学 成長発達歯学講座 成育小児歯科学分野 教授）

山﨑　要一 （鹿児島大学大学院 医歯学総合研究科 小児歯科学分野 教授）

伴　祐輔 （鹿児島大学大学院 医歯学総合研究科 小児歯科学分野 助教）

村上　大輔 （鹿児島大学大学院 医歯学総合研究科 小児歯科学分野 助教）

菅　北斗 （鹿児島大学大学院 医歯学総合研究科 小児歯科学分野 助教）

橋口真紀子 （鹿児島大学大学院 医歯学総合研究科 小児歯科学分野 助教）

窪田　直子 （鹿児島大学大学院 医歯学総合研究科 小児歯科学分野 助教）

稲田　絵美 （鹿児島大学大学院 医歯学総合研究科 小児歯科学分野 講師）

島村　和宏 （奥羽大学歯学部 成長発育歯学講座 小児歯科学分野 教授）

島田　幸恵 （昭和大学歯学部 小児成育歯科学講座 客員教授）

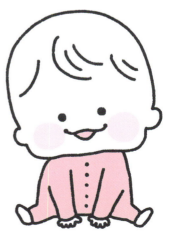

親と子の健やかな育ちに寄り添う
乳幼児の口と歯の健診ガイド 第3版　　ISBN978-4-263-44551-8

2005年 5月20日　第1版第1刷発行
2006年11月25日　第1版第3刷発行
2012年 5月10日　第2版第1刷発行
2015年 7月20日　第2版第4刷発行
2019年 6月10日　第3版第1刷発行
2023年 4月20日　第3版第2刷発行

編　集　公益社団法人
　　　　日本小児歯科学会

発行者　白 石 泰 夫

発行所　医歯薬出版株式会社
〒113-8612 東京都文京区本駒込1-7-10
TEL.(03)5395-7638(編集)・7630(販売)
FAX.(03)5395-7639(編集)・7633(販売)
https://www.ishiyaku.co.jp/
郵便振替番号　00190-5-13816

乱丁，落丁の際はお取り替えいたします　　印刷・教文堂／製本・愛千製本所
© Ishiyaku Publishers, Inc., 2005, 2019. Printed in Japan

本書の複製権・翻訳権・翻案権・上映権・譲渡権・貸与権・公衆送信権（送信可能化権を含む）・口述権は，医歯薬出版(株)が保有します．
本書を無断で複製する行為（コピー，スキャン，デジタルデータ化など）は，「私的使用のための複製」などの著作権法上の限られた例外を除き禁じられています．また私的使用に該当する場合であっても，請負業者等の第三者に依頼し上記の行為を行うことは違法となります．

JCOPY ＜出版者著作権管理機構 委託出版物＞
本書をコピーやスキャン等により複製される場合は，そのつど事前に出版者著作権管理機構（電話 03-5244-5088, FAX 03-5244-5089, e-mail: info@jcopy.or.jp）の許諾を得てください．